Dr. Inugala Veena Rani
Dr. Madhurima Yadav
Shreya Gupta

Anatomia e Fisiologia Humanas - I Manual Prático

Dr. Inugala Veena Rani
Dr. Madhurima Yadav
Shreya Gupta

Anatomia e Fisiologia Humanas - I Manual Prático

ScienciaScripts

Imprint

Any brand names and product names mentioned in this book are subject to trademark, brand or patent protection and are trademarks or registered trademarks of their respective holders. The use of brand names, product names, common names, trade names, product descriptions etc. even without a particular marking in this work is in no way to be construed to mean that such names may be regarded as unrestricted in respect of trademark and brand protection legislation and could thus be used by anyone.

Cover image: www.ingimage.com

This book is a translation from the original published under ISBN 978-620-7-46833-1.

Publisher:
Sciencia Scripts
is a trademark of
Dodo Books Indian Ocean Ltd. and OmniScriptum S.R.L publishing group

120 High Road, East Finchley, London, N2 9ED, United Kingdom
Str. Armeneasca 28/1, office 1, Chisinau MD-2012, Republic of Moldova, Europe
Printed at: see last page
ISBN: 978-620-7-65889-3

BP107P. ANATOMIA E FISIOLOGIA HUMANA (Prática)

1. Estudo do Microscópio Composto

2. Estudo Microscópico do Tecido Epitelial e do Tecido Conjuntivo

3. Estudo Microscópico do Tecido Muscular e Nervoso

4. Identificação de ossos axiais

5. Identificação dos ossos apendiculares

6. Introdução à hemocitometria.

7. Contagem de glóbulos brancos (WBC)

8. Contagem total de glóbulos vermelhos (RBC)

9. Determinação do tempo de hemorragia

10. Determinação do tempo de coagulação

11. Estimativa do teor de hemoglobina

12. Determinação do grupo sanguíneo

13. Determinação da velocidade de sedimentação dos eritrócitos (VSG).

14. Determinação da frequência cardíaca e da frequência de pulso.

15. Registo da tensão arterial.

Índice

1. ESTUDO DO MICROSCÓPIO COMPOSTO

A microscopia composta é um equipamento científico ótico utilizado para ampliar e visualizar estruturas mais pequenas que não podem ser vistas a olho nu, utilizando duas ou mais lentes. A microscopia composta é normalmente utilizada em experiências biológicas. Permite uma grande ampliação (aumento da aparência ou da imagem do objeto) e uma boa resolução (diferenciação de pontos vizinhos como entidades separadas).

Requisito

Um microscópio composto

Teoria

Partes do Microscópio:

O microscópio composto tem quatro conjuntos de peças

1. O suporte ou o sistema de apoio
2. A ótica ou o sistema de ampliação
3. O sistema de regulação mecânica
4. O sistema de iluminação

1.) O sistema de apoio: Este sistema consiste em
   - Tubo: Suporta as objectivas e a ocular.
   - Braço ou membro: Trata-se de uma estrutura metálica curva necessária para segurar e deslocar o microscópio. Proporciona a altura e a angulação correctas do tubo do corpo.
   - O bocal giratório: Mantém a objetiva no seu lugar enquanto observamos a amostra. É o trocador de objectivas.
   - Palco: É a superfície plana de forma quadrada fixada superiormente à extremidade inferior do braço no qual colocamos o nosso escorrega. Possui um par de grampos de mola que seguram o escorrega no lugar.
   - O pé: É a parte inferior metálica pesada que suporta todas as outras partes do microscópio. Pode ter forma oval, de tripé ou de ferradura.

2.) O sistema ótico ou de ampliação: É constituído por um sistema de lentes. As lentes do
   Os microscópios são divididos em dois grupos
   - O primeiro grupo de lentes que se encontra imediatamente acima da preparação a examinar, ou seja, o objeto, é designado por objetiva. A objetiva vem com a sua ampliação marcada, por exemplo, 10X (baixa potência), 45X (média potência), 100X (alta potência). Juntamente com a ampliação, a abertura numérica (NA) está também gravada na objetiva (0,30 na objetiva de 10X, 0,65 na objetiva de 45X, 1,30 na objetiva de 100X). Quanto maior for a NA, maior será a resolução. A

distância de trabalho de uma objetiva é a distância entre a lente frontal da objetiva e a lâmina do objeto. Quanto maior for a ampliação da objetiva, menor será a distância de trabalho. Para objectivas de 10X, 45X e 100X, a distância de trabalho é de 5-6mm, 0,5-1,5mm e 0,15-0,20mm, respetivamente.

- O segundo grupo de lentes está presente no local onde o microscópio aplica os seus olhos e chama-se ocular ou ocular. Pode ser identificada com a sua ampliação, por exemplo 5X ou 10X.

3.) O sistema de ajustamento: Este sistema é composto por
   - O botão de regulação grosseira: É o botão grande utilizado para ajustar a posição do tubo do corpo, permitindo-nos colocar rapidamente a amostra à vista.
   - O botão de ajuste fino: É o pequeno botão utilizado para alterar a posição do tubo do corpo fazendo pequenos ajustes lentamente. É utilizado para colocar o objeto na focagem perfeita.
   - Botão de ajuste do condensador: É o botão de ajuste do sub-estágio utilizado para mover o condensador para cima e para baixo para aumentar a iluminação ou para reduzir a iluminação.
   - Alavanca do diafragma da íris: Esta alavanca está fixa no condensador e é geralmente utilizada para ajustar a abertura. É utilizada para fechar e abrir o diafragma para reduzir ou aumentar a intensidade da luz.

4.) O sistema de iluminação: É constituído por
   - Fonte de luz: Tanto a luz eléctrica como a luz do dia podem ser utilizadas como fonte de luz. A luz eléctrica é preferida por ser mais fácil de ajustar. Para fins de rotina, pode ser utilizada uma fonte externa de iluminação, que é uma lâmpada eléctrica de 60 watts colocada a 18 polegadas de distância do microscópio. Atualmente, muitos microscópios estão equipados com lâmpadas embutidas por baixo da platina. Caso contrário, pode utilizar a luz do dia. A utilização de luz solar direta é prejudicial tanto para o microscópio como para os olhos. É preferível utilizar a luz solar reflectida com um fundo branco baço.
   - Espelho: Está localizado por baixo do condensador e pode ser rodado em qualquer direção. e é utilizado para aumentar a quantidade de luz que brilha através da nossa amostra ou lâmina. Reflecte os raios da fonte de luz para o objeto. Tem dois espelhos montados costas com costas. Um é plano e o outro é côncavo. O espelho plano é utilizado na presença do condensador e o espelho côncavo é utilizado na ausência do condensador.
   - Condensador: Por baixo da platina, existe um condensador com um diâmetro padrão de 39,5 mm que recolhe e concentra a luz que passa através da amostra ou leva os raios de luz a um foco comum no objeto a examinar. Pode ter duas ou mais lentes.

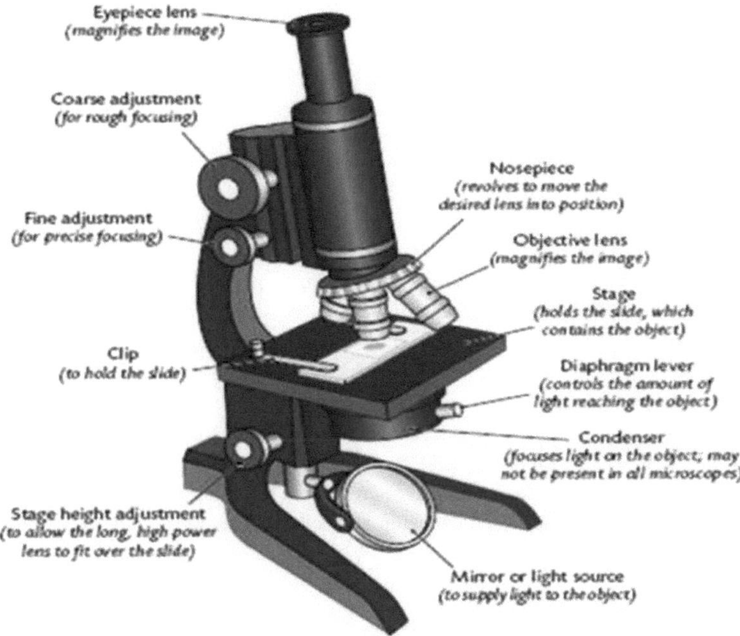

FIGURA: Mostrando diferentes partes do microscópio composto

Instruções

1) Mantenha sempre o microscópio na direção vertical.
2) Não utilize a luz solar direta.
3) Não coloque o microscópio perto da borda da mesa.
4) O objeto a examinar deve ser montado num meio de montagem e coberto com uma lamela antes da observação.
5) Não utilize o excesso de material de montagem.
6) Mantenha sempre o microscópio limpo, sem pó e coberto.
7) O espelho côncavo é utilizado quando se utilizam lentes de baixa potência, ao passo que o espelho plano é utilizado quando se utilizam lentes de alta potência ou de imersão em óleo. Para obter uma iluminação máxima e uniforme, o espelho deve ser ajustado em conformidade.
8) Depois de colocar a lâmina sobre o palco, deve baixar a lente de baixa potência utilizando o botão de regulação grosseira. Incline-se para o lado do tubo e coloque os seus olhos ao nível da lâmina enquanto a faz descer. Nunca baixe a objetiva com o botão de regulação grosseira enquanto olha através da ocular do microscópio. Baixe-a de modo a que fique próxima da lâmina, mas sem a tocar.
9) Levante lentamente a objetiva enquanto olha através da ocular do microscópio,

utilizando o botão de ajuste grosseiro até ver o objeto. A imagem do objeto é tornada nítida utilizando o botão de ajuste fino.

10) Para utilizar uma lente de alta potência, a objetiva tem de ser novamente levantada. Mude a lente e baixe-a, olhando de lado. Levante novamente a objetiva enquanto olha através da ocular até ver o objeto.

11) Retire a ocular durante algum tempo e ajuste a posição do condensador para obter uma melhor

resultados.

12) Ajuste o diafragma da íris.

13) Depois de ajustar o condensador e a íris, volte a colocar a ocular e observe novamente. O objeto será muito nítido.

14) Quando se utilizam lentes de imersão em óleo, coloca-se uma gota de óleo de cedro na lâmina. O óleo de cedro é preferível a outros óleos porque o seu índice de refração é mais próximo do do vidro. O óleo na objetiva deve ser removido com um pano seco e macio e depois com um pouco de xilol. Deve evitar-se a utilização de xilol em excesso.

15) Nunca desaperte qualquer peça do microscópio. Não limpe nenhuma lente do microscópio com álcool, pois o material de cimentação para a fixação da lente é solúvel em álcool.

2. ESTUDO MICROSCÓPICO DO TECIDO EPITELIAL E CONJUNTIVO

Um tecido é um grupo de um ou mais tipos de células e da sua substância intercelular que desempenham uma função específica. A palavra "tecido" foi atribuída por um anatomista e fisiologista francês Bichat. Bichat.

O estudo dos tecidos é designado por "histologia". A histologia é também designada por anatomia microscópica. O termo "histologia" foi dado por um histologista alemão Mayer. Um cientista italiano, Marcello Malpighi, é conhecido como o "fundador da histologia". Bichat é considerado o "Pai da Histologia Animal".

Com base na sua localização e função, os tecidos animais são classificados em quatro tipos:

TYPE	ORIGIN	FUNCTION
1. Epithelial Tissue	Ectoderm, endoderm, mesoderm	Protection, secretion, absorption, excretion, reproduction
2. Connective Tissue	Mesoderm	Attachment, support, storage, protection, transport.
3. Muscular Tissue	Mesoderm	Movement of body parts and locomotion
4. Nervous Tissue	Ectoderm	Control and coordination by nerve impulse.

O objetivo da experiência é estudar a estrutura microscópica do tecido epitelial e conjuntivo.

PARTE I TECIDO EPITELIAL

Requisitos

Um microscópio composto e lâminas de tecido permanentes

Teoria

Tecidos epiteliais (Epitélios): Um epitélio é um tecido composto por uma ou mais camadas de células que cobrem as superfícies externas e internas de várias partes do corpo. A palavra "epitélio" foi introduzida pelo anatomista holandês Ruysch. Foi originalmente aplicada à pele fina que cobre o mamilo (epi=sobre, thele=mamilos). Os epitélios estão localizados nas superfícies externas dos órgãos, incluindo a pele. Formam o revestimento de trajectos, cavidades e vasos. Os tecidos epiteliais surgem a partir das três camadas germinativas primárias: actoderme, mesoderme e endoderme. Os tecidos epiteliais são constituídos por células de formas variadas, estreitamente unidas por junções intercelulares como os desmossomas, as junções estreitas, as interdigitações, etc. As células das camadas inferiores repousam sempre sobre uma membrana basal não viva ou lâmina basal. A membrana basal não é constituída por nenhum produto celular do tecido epitelial. É formada por mucopolissacáridos, glicoproteínas e colagénio ou fibras reticulares. Os vasos sanguíneos estão ausentes nos tecidos epiteliais. No entanto, as terminações nervosas podem penetrar no epitélio. A superfície livre das células pode ser lisa ou pode ter pêlos finos como cílios, estereocílios e microvilosidades. O epitélio está sujeito a desgaste contínuo e a lesões.

Classificação do tecido epitelial

Baseia-se principalmente na localização e nas funções dos tecidos.

Epitélios simples

As células estão dispostas numa única camada, formando um epitélio com uma célula de espessura. Os epitélios simples podem ainda ser divididos da seguinte forma

1. Epitélio escamoso simples

Estrutura: É constituído por apenas uma camada de células planas, semelhantes a escamas, normalmente poligonais, que estão estreitamente encaixadas umas nas outras, como os ladrilhos de um pavimento. Também é conhecido como **epitélio de pavimento**. Existe um núcleo redondo e achatado no centro da célula que produz um abaulamento da superfície celular. Em vista de superfície, as células têm contornos poligonais que se interligam com os das células adjacentes.

Localização: Este epitélio está presente na parede da cápsula de Bowman e na ansa descendente de Henle dos néfrons dos rins, nos bronquíolos terminais e nos alvéolos dos pulmões, no labirinto membranoso (ouvido interno), nos vasos sanguíneos e nos vasos linfáticos.

Funções: Proteção, excreção, trocas gasosas e secreção

2. Epitélio cuboidal simples

Estrutura: O epitélio cuboidal simples é composto por uma camada de células de forma cuboidal ou quadrangular que repousam numa membrana basal. Os núcleos são arredondados e situados centralmente. As células do epitélio cuboidal formam frequentemente microvilosidades na borda livre da sua superfície, denominadas **epitélio cuboidal com borda em escova**.

Localização: Este epitélio está presente nos túbulos contorcidos proximais e distais dos néfrons dos rins, ovários, túbulos seminíferos dos testículos, pequenos ductos salivares e pancreáticos e corpos ciliares, coroide e íris dos olhos.

Funções: Proteção, secreção, absorção, excreção, formação de gâmetas

3. *Epitélio colunar simples*

Estrutura: É constituída por uma única camada de células alongadas colocadas lado a lado, muitas das quais têm uma estrutura modificada. Três modificações comuns são os **cálices, os cílios e as microvilosidades.** No intestino, as membranas plasmáticas de muitas células colunares estendem-se em centenas e centenas de dedos microscópicos como microvilosidades, para aumentar a área de superfície absorvente, sendo designado por **epitélio colunar com bordos em escova.** Algumas células deste epitélio contêm muco ou células caliciformes e o tecido conjuntivo de suporte subjacente é designado por membrana mucosa.

Localização: Este epitélio reveste o estômago, o intestino, a vesícula biliar e o ducto biliar. Também forma as glândulas gástricas e as glândulas intestinais.

Funções: Proteção, secreção e absorção.

4. *Epitélio Ciliado Simples*

Estrutura: Apresenta numerosos pêlos delicados, como protuberâncias chamadas **cílios,** que surgem dos grânulos basais e ajudam a criar uma corrente para transportar os materiais. As células caliciformes secretoras de muco também ocorrem no epitélio ciliado.

O epitélio ciliado é de dois tipos:

i. Epitélio colunar ciliado: Reveste o trato respiratório, as trompas de Falópio, os ventrículos do cérebro, o canal central da medula espinal, a atividade timpânica e a tuba auditiva.

ii. Epitélio cuboidal ciliado: Ocorre em certas partes dos nefrónios dos rins.

Função: A principal função do epitélio ciliar é manter o fluxo de muco ou líquido ou partículas ou corpos em suspensão constantemente numa direção. No trato respiratório, os cílios ajudam a empurrar o muco para a garganta. Nos ovidutos, os cílios ajudam a deslocar o ovo em direção ao útero. Nos nefrónios dos rins, os cílios mantêm a urina em movimento.

5. Epitélio Pseudo-Estratificado

Estrutura: As células presentes neste epitélio têm forma colunar, mas são desiguais em tamanho. As **células longas** se estendem até a superfície livre, enquanto as **células curtas não alcançam** a superfície externa. As células longas têm núcleos ovais e as células curtas têm

núcleos arredondados. Também estão presentes células caliciformes secretoras de muco. É chamado **pseudo-estratificado** porque o epitélio parece ter várias camadas, embora tenha apenas uma célula de espessura.

O epitélio pseudo-estratificado é de dois tipos:

i. Epitélio colunar pseudo-estratificado: É constituído por células colunares e ocorre nas glândulas salivares parótidas e na uretra do homem.

ii. Epitélio pseudo-estratificado colunar ciliado: É constituído por células colunares em que as células longas apresentam cílios na sua superfície livre. Ocorre na traqueia e nos grandes brônquios.

Funções: Proteção, secreção, movimento das secreções.

Epitélios compostos

A sua estrutura é complexa e é constituído basicamente por duas ou mais camadas de células. Os epitélios compostos podem ser estratificados e de transição.

1. Epitélio estratificado

Estrutura: Este epitélio é composto por várias camadas de células, sendo a camada mais profunda constituída por células colunares ou cuboidais. Este epitélio é classificado nos seguintes tipos, com base na forma das células presentes nas camadas superficiais

i. Epitélio escamoso estratificado queratinizado: As células da camada mais profunda são colunares ou cuboidais com núcleos ovais, designadas por **camada germinativa**. A camada **intermédia**, denominada **camada intermédia,** é constituída por células poliédricas com núcleos arredondados. A camada superficial, denominada **camada escamosa, é constituída** por células planas com núcleos alongados transversalmente. Nas poucas camadas exteriores, as células substituem o seu citoplasma por uma proteína dura e impermeável chamada **queratina**. Estas camadas de células mortas são designadas por camada córnea ou estrato córneo.

Localização: Epiderme da pele dos vertebrados terrestres

ii. Epitélio escamoso estratificado não queratinizado: a sua superfície livre é húmida e as células epiteliais externas, ao contrário das encontradas na pele, não contêm queratina. Este tipo de epitélio tem uma função protetora.

Localização: Encontra-se a revestir a cavidade oral, a faringe, o esófago, o canal anal, a parte inferior da uretra, as cordas vocais, a vagina, o colo do útero e a conjuntiva dos olhos.

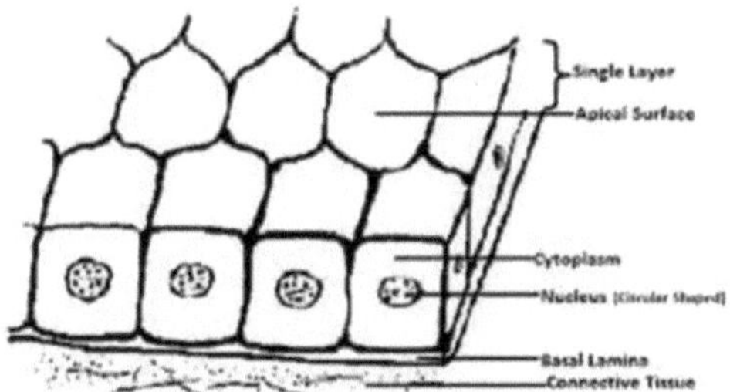

iii. Epitélio cuboidal estratificado: Consiste em duas ou mais filas de células baixas de forma cuboidal que estão dispostas aleatoriamente sobre uma membrana basal.

Localização: Encontra-se nos ductos das glândulas sudoríparas, nos ductos salivares maiores e nos ductos pancreáticos.

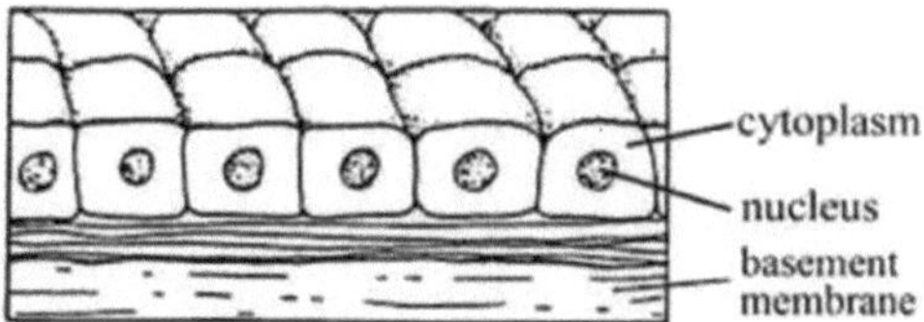

iv. Epitélio colunar estratificado: É um epitélio protetor e tem várias camadas de células colunares. Apenas as células mais superficiais têm um aspeto verdadeiramente colunar. Este tipo de epitélio é raro.

Localização: Encontra-se na uretra masculina e na camada mucosa perto do ânus. Também reveste os ductos das glândulas mamárias e a epiglote.

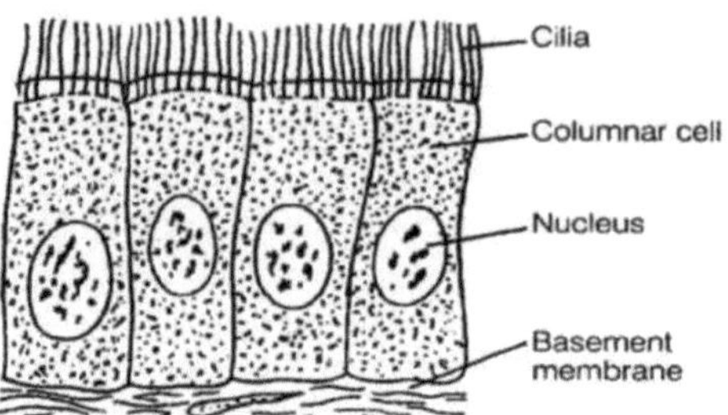

2. Epitélio de transição

Trata-se de um epitélio com várias camadas, com 4-6 células de espessura. Difere do epitélio escamoso estratificado pelo facto de as células da superfície não serem escamosas. As células mais profundas são colunares ou cuboidais. As camadas intermédias são constituídas por células poliédricas ou em forma de pera. As células das camadas superficiais são grandes e têm frequentemente a forma de um guarda-chuva. Devido à sua distribuição no sistema urinário, também é designado por **urotélio**. Quando esticado, este epitélio parece ser mais fino e as células tornam-se achatadas ou arredondadas.

Localização: Este epitélio encontra-se na pelve e nos cálices renais, no ureter, na bexiga urinária e em parte da uretra.

PARTE II TECIDO CONJUNTIVO

Requisitos

Um microscópio composto e lâminas de tecido permanentes

Teoria

Este é o tipo de tecido mais difundido e abundante no corpo humano. A sua função principal é **suportar**, **ancorar** e **ligar** várias partes do corpo. Os tecidos conjuntivos são formados pela mesoderme do embrião. Embora o tecido conjuntivo exista numa série de formas, todos os tipos têm três elementos estruturais básicos - células, fibras e substância intercelular (substância fundamental).

Substância do solo (Matriz): É principalmente uma mistura de hidratos de carbono e proteínas. Estas foram identificadas como várias formas de mucopolissacáridos. A substância fundamental mucopolissacarídea mais comum é o ácido hialurónico.

Células do tecido conjuntivo: Os tipos de células mais comuns são os **fibroblastos**, que produzem fibras e outros materiais intercelulares. **As células adiposas** armazenam gordura. As **células plasmáticas** sintetizam anticorpos. **Os mastócitos produzem** heparina (anticoagulante), histamina (autocoide, dilata os vasos sanguíneos em reacções alérgicas) e serotonina (vasoconstritor). **Os macrófagos** ingerem detritos celulares, bactérias e matérias estranhas.

Fibras do Tecido Conjuntivo: Os tipos mais comuns de fibras são: fibras de colagénio (fibras brancas), fibras elásticas (fibras amarelas) e fibras reticulares. **As fibras de colagénio** são responsáveis pela resistência e são constituídas por **proteínas de colagénio**. As fibras elásticas são responsáveis pela elasticidade do tecido e são constituídas pela **proteína elastina**. As fibras **reticulares** não são elásticas e são constituídas pela **proteína reticulina**. Formam sempre uma rede.

Tanto as células como as fibras estão embebidas na substância intercelular. A consistência desta substância é muito variável, desde uma substância semelhante à gelatina até um material muito mais rígido. As proporções das células, fibras e substância intercelular variam, dependendo da natureza e função específicas do tecido conjuntivo. Por exemplo, um tecido conjuntivo forte necessita de uma maior proporção de fibras de colagénio e menos células. Um exemplo seria um tecido conjuntivo denso e regular, que se encontra nos tendões e ligamentos. Por outro lado, um tecido conjuntivo composto maioritariamente por células não seria muito forte. Um exemplo seria um tecido conjuntivo adiposo (gordura).

Classificação do tecido conjuntivo

I. **Tecido conjuntivo propriamente dito** - engloba todos os órgãos e cavidades do corpo, ligando uma parte a outra e, igualmente importante, separando um grupo de células de outro. Trata-se de um grupo muito grande e diversificado de tecidos e inclui tecido adiposo (gordura), tecido areolar (solto) e tecido regular denso.

II. **Tecidos conjuntivos especializados** - este grupo inclui a cartilagem, o osso e o sangue. A cartilagem e o osso formam a estrutura esquelética do corpo, enquanto o sangue é o tecido vascular (de transporte) dos animais.

I.   *Tecido conjuntivo propriamente dito*

a) Tecido conjuntivo areolar (solto)

O tecido conjuntivo areolar é o tecido conjuntivo mais difundido do corpo.

Estrutura: As fibras do tecido conjuntivo areolar não estão dispostas num padrão particular, mas correm em todas as direcções e formam uma rede frouxa de material tercelular. As fibras de colagénio (colagenosas) são predominantes. Normalmente aparecem como bandas largas cor-de-rosa. Estão também presentes algumas fibras elásticas, que se apresentam como fibras finas e escuras. Os elementos celulares, como os fibroblastos, são difíceis de distinguir no tecido conjuntivo areolar

tecido. No entanto, um tipo de célula - os mastócitos - é normalmente visível. No seu citoplasma, apresentam grânulos de coloração escura. Uma vez que a membrana celular é muito delicada, rompe-se frequentemente na preparação da lâmina, resultando num número de grânulos livres no tecido que rodeia os mastócitos. O núcleo destas células é pequeno, oval e de coloração clara, e pode ser obscurecido pelos grânulos escuros.

Localização: Está presente sob a pele como tecido subcutâneo, entre e à volta dos músculos, nervos e vasos sanguíneos, na submucosa do trato gastrointestinal e do trato respiratório, na medula óssea, etc.

Função: É utilizada para fixar a pele ao tecido subjacente. Também preenche os espaços entre os vários órgãos, mantendo-os no lugar e protegendo-os. Também rodeia e suporta os vasos sanguíneos.

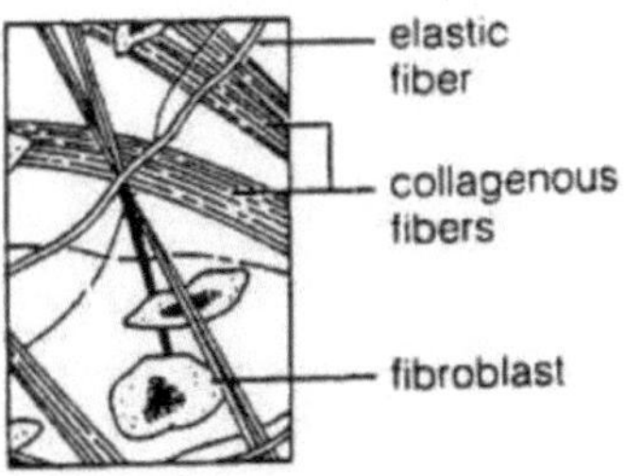

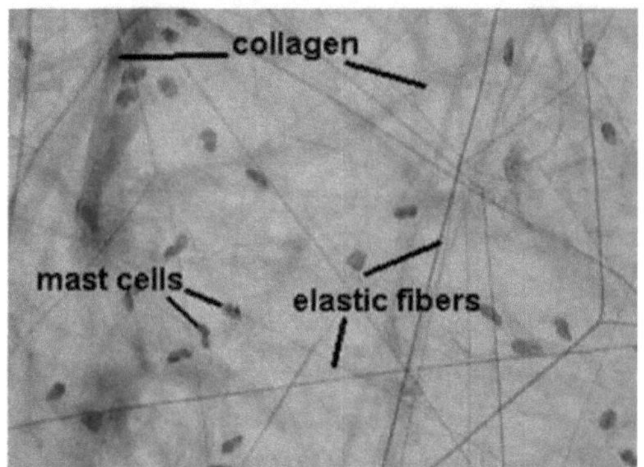

FIGURA: Vista microscópica do tecido conjuntivo areolar.

a) Tecido conjuntivo adiposo; é um tecido conjuntivo que armazena gordura.

Estrutura: As células do tecido adiposo (gordura), denominadas adipócitos ou células adiposas, são caracterizadas por uma grande gota de gordura interna, que distende a célula de tal forma que o citoplasma é reduzido a uma camada fina e o núcleo é deslocado para o bordo da célula. Estas células são frequentemente designadas por células em anel de sinete, uma vez que se assemelham a um anel de sinete quando vistas em secção transversal. Estas células podem aparecer isoladamente, mas estão mais frequentemente presentes em grupos. Quando se acumulam em grande número, tornam-se o tipo de célula predominante e formam o tecido adiposo (gordura).

Localização: Estes tecidos encontram-se no tecido subcutâneo, à volta do coração, dos rins, dos globos oculares, dos mesentérios e dos omentos, onde a gordura é armazenada.

Funções: O tecido adiposo é sobretudo uma reserva alimentar. O tecido adiposo também forma uma almofada de absorção de choques à volta e protege certos órgãos (globos oculares e rins) e regiões do corpo. Além disso, forma uma camada isolante sob a pele que ajuda a regular a temperatura corporal.

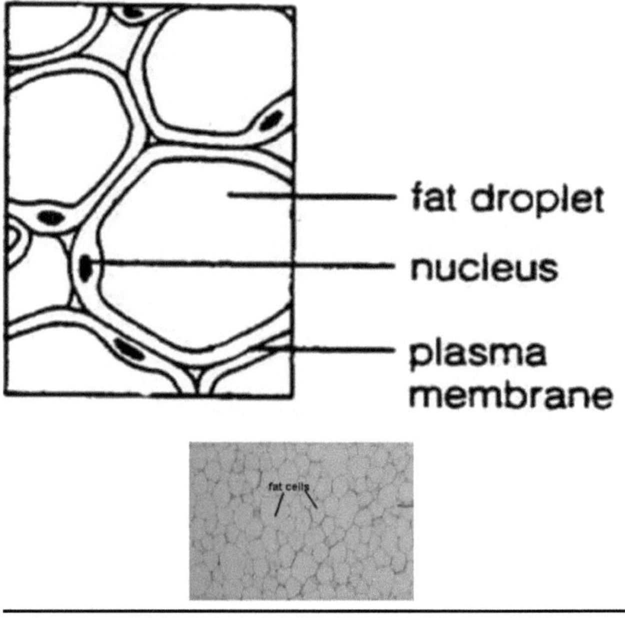

FIGURA: Vista microscópica do tecido conjuntivo adiposo.

C) Tecido conjuntivo regular denso (fibroso)

O tecido conjuntivo denso é caracterizado por uma **abundância de feixes paralelos de fibras** com **menos células,** em comparação com o tecido conjuntivo frouxo. Divide-se em dois tipos: Tecido conjuntivo fibroso branco e tecido conjuntivo elástico amarelo

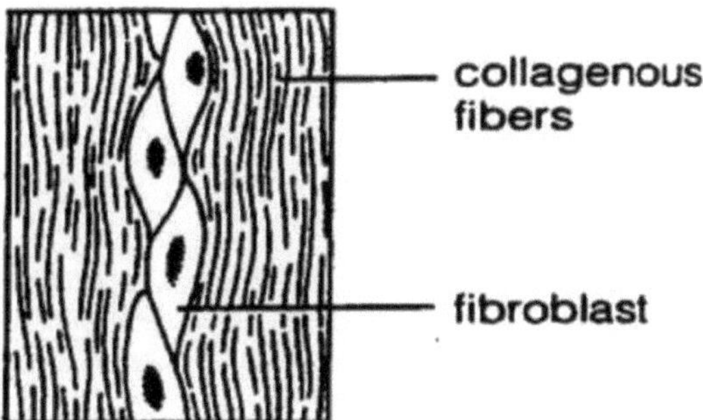

d) Cartilagem de Hylaine:

A cartilagem hialina é coberta externamente por uma membrana fibrosa, denominada pericôndrio, exceto nas extremidades articulares dos ossos e também onde se encontra diretamente sob a pele, ou seja, nas orelhas e no nariz. Esta membrana contém vasos que fornecem nutrição à cartilagem.

A matriz da cartilagem hialina é constituída principalmente por colagénio de tipo II e sulfato de condroitina, que também se encontram na cartilagem elástica.

A cartilagem hialina existe nas extremidades ventrais das costelas; na laringe, traqueia e brônquios; e na superfície articular dos ossos

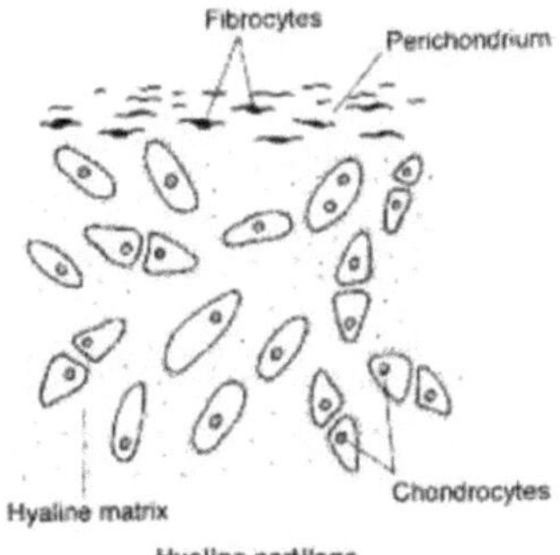

3. ESTUDO MICROSCÓPICO DOS TECIDOS MUSCULARES E NERVOSOS

Um tecido é um grupo de um ou mais tipos de células e da sua substância intercelular que desempenham uma função específica. A palavra "tecido" foi dada por um anatomista e fisiologista francês Bichat. Bichat.

O estudo dos tecidos é designado por "histologia". A histologia é também designada por anatomia microscópica. O termo "histologia" foi dado por um histologista alemão Mayer. Um cientista italiano, Marcello Malpighi, é conhecido como o "fundador da histologia". Bichat é considerado o "Pai da Histologia Animal".

Com base na sua localização e função, os tecidos animais são classificados em quatro tipos:

TYPE	ORIGIN	FUNCTION
1. Epithelial Tissue	Ectoderm, endoderm, mesoderm	Protection, secretion, absorption, excretion, reproduction
2. Connective Tissue	Mesoderm	Attachment, support, storage, protection, transport.
3. Muscular Tissue	Mesoderm	Movement of body parts and locomotion
4. Nervous Tissue	Ectoderm	Control and coordination by nerve impulse.

PARTE I ESTUDO MICROSCÓPICO DO TECIDO MUSCULAR

Requisitos

Um microscópio composto e lâminas de tecido permanentes

Teoria

O estudo do músculo é designado por **miologia**. O tecido muscular é capaz de se contrair e relaxar, proporcionando movimento dentro do corpo e do próprio corpo em resposta a estímulos. A contração para a motilidade resulta principalmente da interação de duas proteínas contrácteis, a actina e a miosina. Estas proteínas entram na composição dos microfilamentos do citoesqueleto celular. As células musculares são sempre células alongadas, delgadas e fusiformes, semelhantes a fibras. Por isso, são chamadas fibras musculares. Estas possuem um grande número de miofibrilas formadas por actina e miosina.

Os tipos de músculos são os seguintes:

i. *(Tecido Muscular Esquelético) Músculos estriados ou estriados:* A maior parte dos músculos do corpo são estriados. Estes geralmente realizam movimentos voluntários sob controlo consciente e, por isso, são chamados músculos voluntários. São os músculos que se inserem em ambas as extremidades dos ossos e movem os ossos do esqueleto. Por isso, são também designados por músculos esqueléticos. São também designados por músculos estriados, porque as estrias ou riscas podem ser vistas num exame microscópico. São chamados músculos do tipo fásico, porque a sua contração é rápida mas breve e a fadiga ocorre rapidamente. A contração dos músculos esqueléticos é estimulada por impulsos nervosos motores com origem no cérebro ou na medula espinal e que terminam na junção neuromuscular.

Estrutura das fibras musculares estriadas: O músculo esquelético é constituído essencialmente por fibras cilíndricas, longas e não ramificadas. As fibras musculares estriadas têm um comprimento de 0,01 mm a 35 cm, ocorrem em feixes e estão normalmente ligadas ao esqueleto. O diâmetro da fibra também é variável (10 a 60 microns). Cada fibra muscular é uma célula alongada rodeada externamente por uma membrana delicada chamada **sarcolema**. Logo abaixo do sarcolema, muitos núcleos de forma alongada ocorrem em intervalos irregulares ao longo da periferia da fibra, pelo que estas fibras são **multinucleadas** ou **sinciciais** por natureza. O citoplasma de cada fibra, denominado sarcoplasma, é preenchido por um grande número de fibrilas longitudinais, denominadas **miofibrilas**, que se encontram firmemente compactadas. [1, 3] Na maioria dos músculos estriados, podem reconhecer-se dois tipos de fibras: as fibras brancas e as fibras vermelhas. As fibras vermelhas são mais curtas, têm núcleos mais numerosos e mais profundos, mais mioglobina e mais mitocôndrias que produzem mais ATP. Estão, portanto, adaptadas a uma atividade muscular prolongada e contínua, necessária para suportar o corpo contra a gravidade e para eventos atléticos de longa duração, como as corridas de maratona. Por isso, são também designadas por fibras lentas. As fibras brancas são mais longas, com núcleos situados na periferia e menos mitocôndrias, mas degradam a glicose rapidamente através do processo glicolítico para obter energia a um ritmo mais rápido. Assim, estão adaptadas às contracções musculares muito rápidas e potentes necessárias para saltar, correr rapidamente, etc.

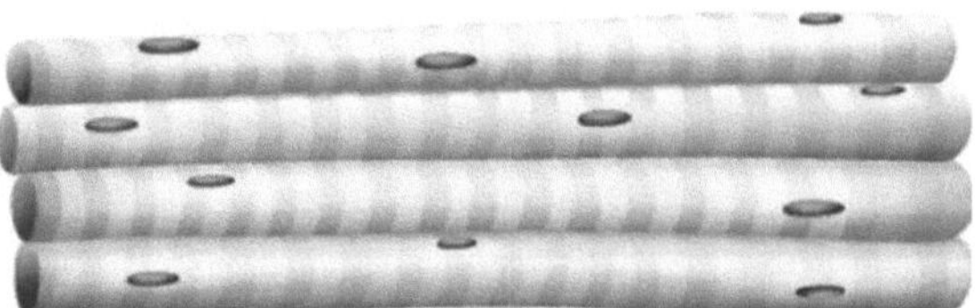

i. *Tecidos musculares lisos (viscerais):* São chamados músculos lisos, simples, não estriados, involuntários ou não estriados devido à ausência de estriações e não estão sob controlo consciente. A contração é mais lenta e mais sustentada do que a do músculo esquelético e está sob o controlo do sistema nervoso autónomo (SNA). Os músculos lisos têm a capacidade intrínseca de se contrair e relaxar. Além disso, os impulsos nervosos autónomos, algumas hormonas e metabolitos locais estimulam a contração. [2, 4]

Estrutura das fibras do músculo liso: Quando examinadas ao microscópio, as fibras

19

musculares lisas não são ramificadas, têm forma de fuso com um núcleo central ovalado (não nucleado) e não têm sarcolema, mas a fibra é envolvida pela membrana plasmática. [1,2] Funcionalmente, o músculo liso é de dois tipos:

1) *Músculo liso unitário:* As fibras musculares lisas unitárias são compostas por fibras musculares estreitamente unidas, que se contraem como uma única unidade. Por exemplo, a bexiga urinária e o trato gastrointestinal. Os músculos multiunitários são principalmente neurogénicos, ou seja, contraem-se com estímulos nervosos.

2) *Músculos lisos com várias unidades:* São compostos por fibras musculares mais independentes, não tão unidas entre si, que se contraem como unidades separadas. Por exemplo, o músculo da raiz do cabelo, os músculos da parede dos grandes vasos sanguíneos, os músculos ciliares e os músculos da íris. Os músculos viscerais ou unitários são, por outro lado, principalmente miogénicos, ou seja, auto-excitatórios, porque o potencial de ação é gerado espontaneamente nos próprios músculos devido a factores intrínsecos não nervosos, como o estiramento mecânico, a temperatura ou a estimulação química por hormonas e outras substâncias.

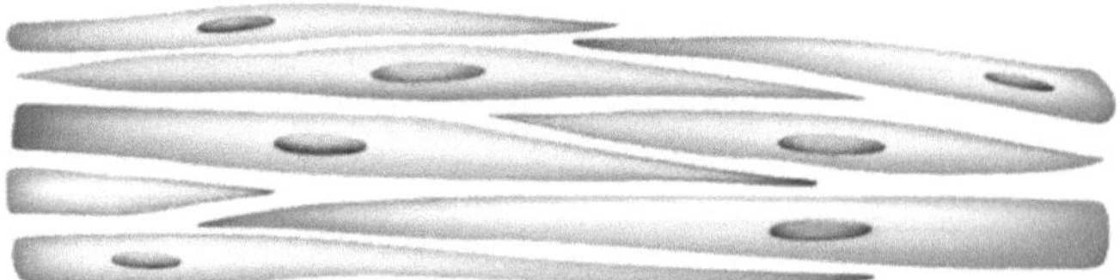

Smooth muscle

i. *Tecido muscular cardíaco:* A parede do coração é constituída por músculos cardíacos e, por conseguinte, designada por miocárdio. Estruturalmente, estes músculos assemelham-se ao músculo estriado, mas, funcionando independentemente do controlo consciente do cérebro, são involuntários, tal como os músculos lisos.

Estrutura das fibras do músculo liso: As fibras musculares cardíacas apresentam as características das fibras musculares estriadas e não estriadas. Cada fibra é comparativamente mais curta e mais espessa, cilíndrica, maioritariamente uninucleada com um núcleo central, um pouco ramificada e coberta por um sarcolema. As fibras têm alguns ramos laterais conhecidos como **pontes oblíquas**. As células do músculo cardíaco são divididas em alguns pontos por **discos intercalares** escuros. Os discos intercalares funcionam como impulsionadores da onda de contração e permitem que a onda de contração muscular seja transmitida de uma fibra cardíaca para outra. O mecanismo de contração e relaxamento nas fibras destes músculos é o mesmo que nas fibras do músculo esquelético, exceto que a duração da contração é muito mais longa nas fibras do músculo cardíaco. Os músculos cardíacos contraem-se rapidamente e não se cansam. Estes músculos mantêm uma contração rítmica ao longo da vida sob o controlo do SNA. O coração é composto por três músculos cardíacos: o músculo auricular, o músculo ventricular e o músculo auto-excitador e condutor.

Localização: Os músculos cardíacos encontram-se na parede do coração e na parede das grandes veias (veias pulmonares e veia cava superior) onde estas veias entram no coração.

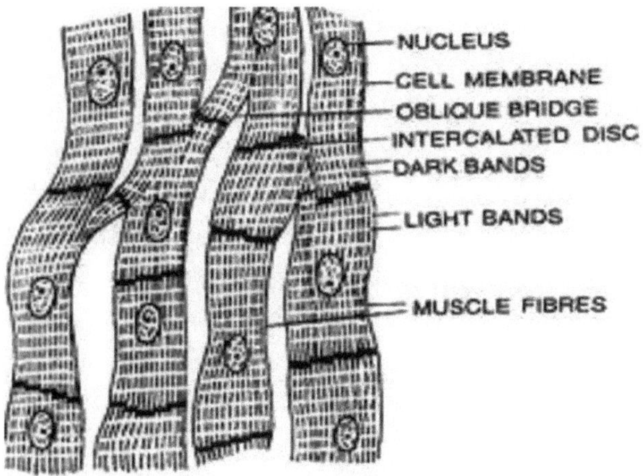

PARTE II

ESTUDO MICROSCÓPICO DO TECIDO NERVOSO

Requisitos

Um microscópio composto e lâminas de tecido permanentes

Teoria

Tecido mais complexo do corpo, composto por células nervosas densamente compactadas e interligadas, denominadas neurónios. É especializado na capacidade de comunicação entre as várias partes do corpo e na integração das suas actividades através de impulsos. O tecido nervoso é de origem ectodérmica. Forma o sistema nervoso do corpo que controla e coordena as funções do organismo. As células nervosas são especializadas para receber os estímulos externos e internos. Um estímulo de força adequada (estímulo limiar) provoca a despolarização ou a inversão de polaridade do neurónio localmente e inicia um impulso nervoso. Os neurónios são capazes de conduzir esta despolarização como uma onda ao longo do seu comprimento, numa determinada direção, quer para outras células nervosas, quer para células de efeito, como os músculos e as glândulas, que dão a resposta. A resposta pode assumir a forma de uma sensação, como a dor, ou de uma atividade, como a contração muscular ou a secreção glandular.

Estrutura dos neurónios

Um neurónio é uma célula nervosa com todos os seus ramos. O neurónio é formado a partir do neuroblasto. É a unidade estrutural e funcional do sistema nervoso. É a célula mais longa do corpo.

1) **Cito**: É também chamado pericárdio ou soma ou corpo celular. O citoplasma contém citoplasma granular chamado neuroplasma. Também contém um núcleo esférico proeminente, mitocôndrias, corpos de Golgi, retículo endoplasmático, lisossomas, glóbulos de gordura, **grânulos de Nissl** e neurofibrilas. Os grânulos de Nissl são massas irregulares de ribossomas.

2) **Processos neuronais**: Os processos dos neurónios, denominados neurites, estendem-se a distâncias variáveis a partir do cito e são de dois tipos - dendritos ou dendrões e um axónio ou cilindro de eixo (neuráxon).

    i. *Dendron:* São vários processos curtos, afunilados e muito ramificados. O

        Os dendritos contêm neurofibrilas, neurotúbulos, grânulos de Nissl e mitocôndrias. Os dendritos caracterizam-se pelo facto de conduzirem o impulso nervoso para o corpo celular.

Axónio: Trata-se de um único processo cilíndrico, muito longo, de diâmetro uniforme. O axónio surge de uma projeção cónica, **a colina do axónio**, do cito. O axónio contém neurofibrilas e neurotúbulos, mas carece de grânulos de Nissl, corpos de golgi, ribossomas e glóbulos de gordura. Como o axónio não possui grânulos de Nissl, depende do corpo celular para o fornecimento de proteínas.

A membrana celular do axónio chama-se **axolema** e o seu citoplasma chama-se **axoplasma**. O axónio conduz os impulsos para longe do corpo celular. Pode dar origem a ramos laterais denominados fibras colaterais. Estas últimas nascem de um nó num ângulo reto.

O axónio é geralmente ramificado apenas terminalmente em ramos delgados chamados telodendria. Os telodendros têm extremidades em forma de botão, denominadas bulbos terminais ou terminais do axónio ou botões sinápticos ou placas terminais.

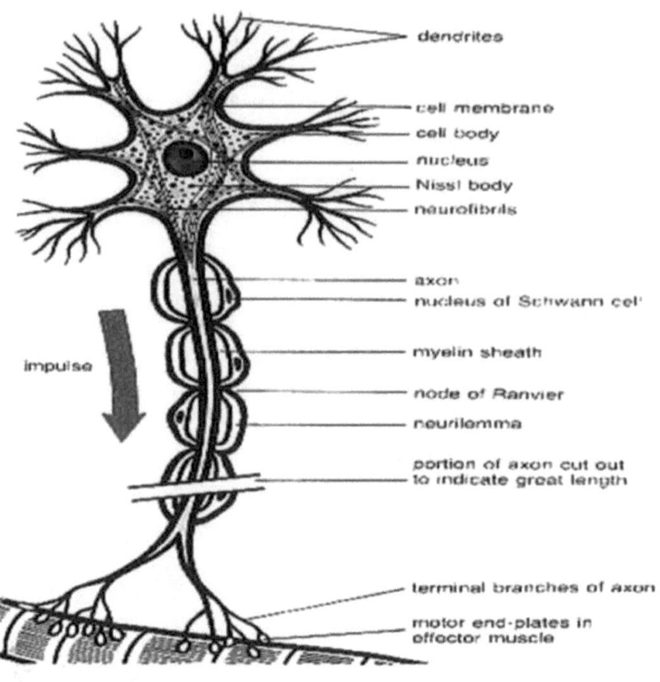

dendrites
cell membrane
cell body
nucleus
Nissl body
neurofibrils
axon
nucleus of Schwann cell
myelin sheath
node of Ranvier
neurilemma
portion of axon cut out
to indicate great length
terminal branches of axon
motor end-plates in
effector muscle
impulse

4. IDENTIFICAÇÃO DOS OSSOS AXIAIS

A estrutura externa e interna do nosso corpo constitui o esqueleto. O esqueleto que é externo é conhecido como exoesqueleto. Por exemplo, as unhas, o cabelo, etc. O endosqueleto é constituído pelas partes duras que estão presentes no interior do corpo do animal.

Funções do esqueleto: As principais funções do endosqueleto são as seguintes

1) Apoio: Uma das principais funções do esqueleto é dar apoio às partes mais macias do corpo.
2) Proteção: O endosqueleto protege as partes delicadas do corpo.
3) Fixação dos músculos: As partes do endosqueleto permitem a fixação de grandes músculos.
4) Movimento: Devido à contração dos músculos, os ossos ou partes dos ossos são capazes de mudar a sua posição. Assim, os ossos também contribuem para o movimento.
5) Forma do corpo: Forma do corpo e forma típica de um animal individual.
6) Formação de células sanguíneas: Os glóbulos vermelhos, os glóbulos brancos e as plaquetas são produzidos pela medula óssea.
7) Reserva mineral: Os ossos mantêm o nível de fósforo e de cálcio no sangue.
8) Ajuda a respirar e a ouvir: A cartilagem da laringe, a traqueia, o esterno e as costelas são úteis para a respiração, enquanto os ossos do ouvido médio transmitem as vibrações sonoras da membrana timpânica para o ouvido interno.

Com base na posição da estrutura esquelética do corpo, o endosqueleto divide-se em duas partes: O esqueleto axial e o esqueleto apendicular

O objetivo da experiência é estudar o sistema esquelético axial humano.

REQUISITO: Modelo do sistema esquelético.

Definição de esqueleto axial: Está presente no eixo longitudinal médio do corpo. É constituído por crânio, coluna vertebral, esterno e costelas. Inclui 80 ossos, que são os seguintes

1. SKULL

O esqueleto da cabeça é designado por crânio. Assenta na extremidade superior da coluna vertebral. A sua estrutura óssea é constituída pelas seguintes partes:

a) Ossos do crânio: O crânio é formado por 8 ossos. Os ossos que formam o crânio são: **1 osso frontal, 2 ossos parietais, 2 ossos temporais, 1 osso occipital, 1 osso esfenoidal e 1 osso etmoidal.** O osso frontal é o osso da testa. Está envolvido na formação das cavidades orbitais e das cristas proeminentes acima do olho. Os ossos parietais são em número de dois e formam os lados e o crânio. Os ossos temporais encontram-se de cada lado da cabeça. O osso ossipital forma a parte posterior da cabeça. O osso esfenoide é um osso em forma de morcego com as asas estendidas e ocupa a parte central da base do crânio. O osso etmoide ocupa a parte anterior da base do crânio.

b) Ossículos do ouvido: Existem 6 ossículos auriculares no crânio - **2 martelos (em forma de martelo), 2 bigornas (em forma de bigorna) e 2 estribos (em forma de estribo).**

c) Osso hioide: 1 em número. Trata-se de um osso isolado em forma de ferradura. Dá apoio e proteção à garganta.

d) Ossos da face: Existem 14 ossos que formam o esqueleto da face - **2 ossos zigomáticos, 2 maxilares, 2 nasais, 2 lacrimais osso do peito, 1 vômer, 2 ossos palatinos, 2 conchas nasais inferiores, 1 mandíbula.** O osso zigomático forma a bochecha. A maxila forma o maxilar superior. Os ossos nasais formam as superfícies laterais e superiores da ponte do nariz. Os ossos lacrimais situam-se na posição posterior e lateral aos ossos nasais. O vómer é um osso fino e plano que se estende para cima a partir do meio do palato duro e separa as duas cavidades nasais.

Os ossos palatinos são ossos em forma de "L" que formam a parte posterior do palato duro. As duas conchas nasais formam a parte lateral da cavidade nasal. A mandíbula é um dos ossos mais fortes do corpo e é o único osso móvel do crânio.

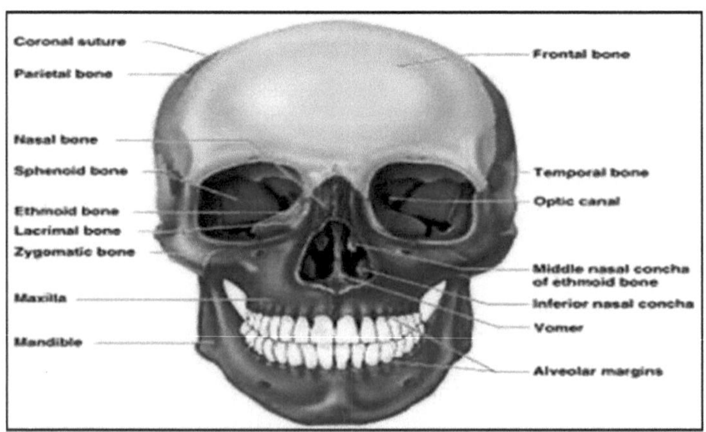

2. COLUNA VERTEBRAL (Osso dorsal)

A coluna vertebral tem cerca de 71 cm de comprimento. Situa-se na linha dorsal média do pescoço e do tronco. É constituída por 33 vértebras. As vértebras estão agrupadas em 5 grupos

e) **Vértebras cervicais**: 7 em número, presentes no pescoço. A primeira vértebra cervical chama-se atlas. A segunda vértebra cervical chama-se eixo.
f) **Vértebras torácicas**: 12 em número, presentes no tórax. São maiores e mais fortes do que as vértebras cervicais.
g) **Vértebras lombares**: 5 em número, presentes no abdómen. São as maiores e mais fortes da coluna vertebral.
h) **Sacro**: no adulto, as 5 vértebras sacrais fundem-se, formando uma estrutura denominada sacro.
i) **Cóccix**: As quatro vértebras coccígeas estão fundidas para formar um osso triangular curvo chamado cóccix. É considerado uma cauda vestigial.

A fórmula vertebral do ser humano é **C7T12L5S(5)C(4)**.

Uma vértebra típica apresenta a seguinte estrutura:

1. **Um corpo**: Em cada vértebra está presente um corpo anteriormente. É mais pequeno na região cervical e maior na extremidade lombar.
2. **Um arco neural**: Este arco encerra um grande forame chamado de forame vertebral. Há presença de processos transversos. O processo espinhoso projecta-se para trás.

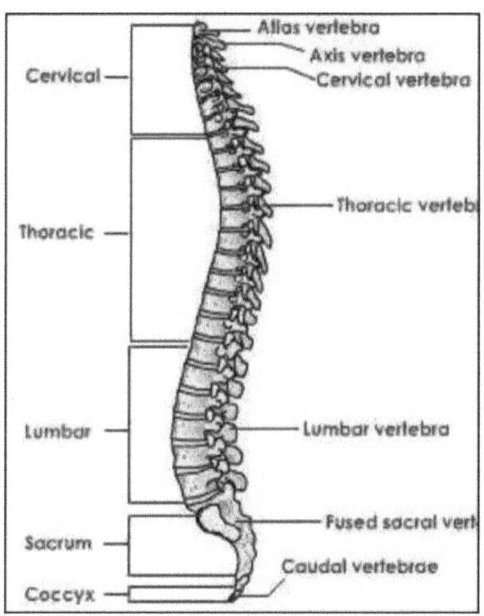

FIGURA: Coluna Vertebral

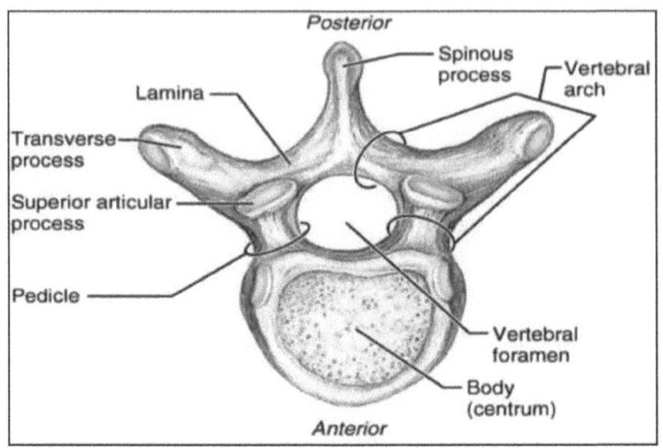

FIGURA: Uma vértebra típica

3.STERNUM (Osso do peito)

É um osso plano que se encontra no peito. Tem cerca de 15 cm de comprimento. É constituído por três partes. O **manúbrio** é a parte superior, com facetas articulares laterais para articulação com a clavícula, formando a articulação esternoclavicular. **O corpo** é a parte média que apresenta facetas para articulação com as costelas e **o processo xifoide** é a ponta do osso.

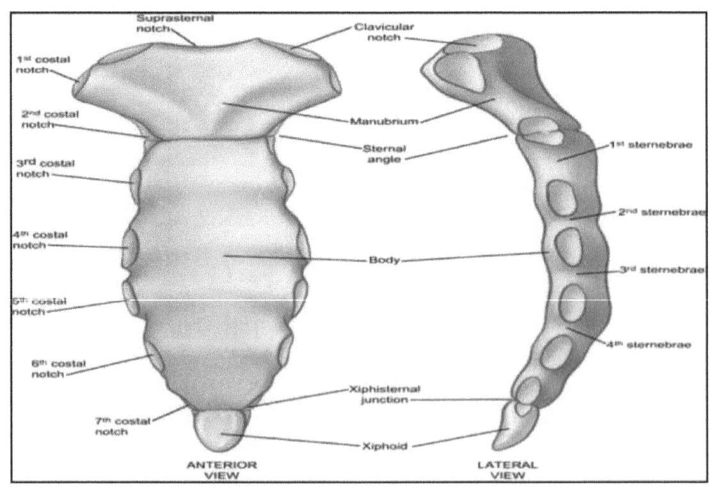

4.   RIBS

Existem 12 pares de costelas que formam as paredes laterais ósseas da caixa torácica.

a) Os primeiros sete pares são chamados de costelas verdadeiras. Porque as suas extremidades anteriores estão ligadas diretamente ao esterno por meio de pequenos pedaços de cartilagem.

b) O oitavo, o nono e o décimo pares de costelas são denominados costelas falsas. Articulam-se por cartilagem com a cartilagem costal da sétima costela e, por conseguinte, estão ligadas indiretamente ao esterno.

c) Os dois últimos pares de costelas são chamados de costelas flutuantes porque as suas extremidades anteriores não estão ligadas ao esterno ou à cartilagem de outra costela.

A costela é um osso plano e apresenta **cabeça (articula-se** com o corpo da vértebra), **colo** (parte apertada entre a cabeça e o tubérculo), **tubérculo** (articula-se com a vértebra torácica), **ângulo** (ponto em que o osso termina).

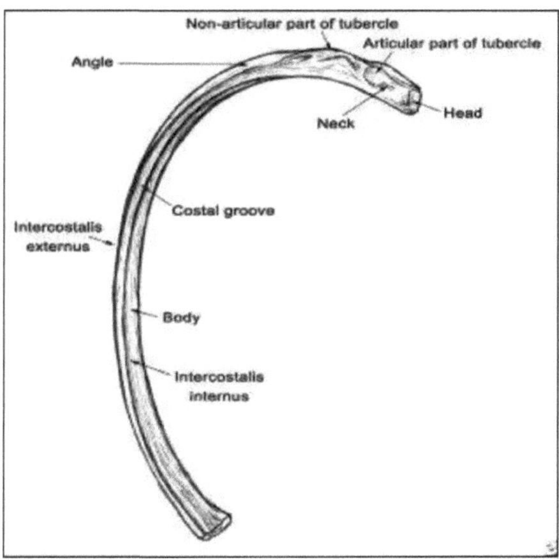

5. IDENTIFICAÇÃO DOS OSSOS APENDICULARES

A estrutura externa e interna do nosso corpo constitui o esqueleto. O esqueleto que é externo é conhecido como exoesqueleto. Por exemplo, as unhas, o cabelo, etc. O endosqueleto é constituído pelas partes duras que estão presentes no interior do corpo do animal.

Funções do esqueleto: As principais funções do endosqueleto são as seguintes

1) Apoio: Uma das principais funções do esqueleto é dar apoio às partes mais macias do corpo.
2) Proteção: O endosqueleto protege as partes delicadas do corpo.
3) Fixação dos músculos: As partes do endosqueleto permitem a fixação de grandes músculos.
4) Movimento: Devido à contração dos músculos, os ossos ou partes dos ossos são capazes de mudar a sua posição. Assim, os ossos também contribuem para o movimento.
5) Forma do corpo: Forma do corpo e forma típica de um animal individual.
6) Formação de células sanguíneas: Os glóbulos vermelhos, os glóbulos brancos e as plaquetas são produzidos pela medula óssea.
7) Reserva mineral: Os ossos mantêm o nível de fósforo e de cálcio no sangue.
8) Ajuda na respiração e na audição: A cartilagem da laringe, a traqueia, o esterno e as costelas são úteis para a respiração, enquanto os ossos do ouvido médio transmitem as vibrações sonoras da membrana timpânica para o ouvido interno.

Com base na posição da estrutura esquelética do corpo, o endosqueleto divide-se em duas partes:

i. Esqueleto axial
ii. Esqueleto apendicular

O objetivo da experiência é estudar o sistema esquelético apendicular humano.

1. **CINTURA PEITORAL**

Cada cintura peitoral é constituída por dois ossos: **1 clavícula e 1 escápula**.

Escápula: É um osso plano constituído por uma crista afiada, a **coluna vertebral** e um **corpo** triangular. A extremidade da coluna vertebral projecta-se como um processo achatado e expandido chamado **acrómio**. Este processo articula-se com a clavícula. Na extremidade lateral da omoplata existe uma projeção da superfície anterior denominada **processo coracoide**, que permite a fixação de músculos e ligamentos. No ponto em que os bordos superior e lateral da omoplata se encontram, encontra-se o ângulo lateral, que apresenta uma superfície articular pouco profunda, denominada **cavidade glenoide**, na qual se articula a cabeça do úmero. O corpo da omoplata apresenta duas superfícies: i) **a superfície costal**, que é côncava e marcada por cristas, e ii) **a superfície dorsal**, que é dividida em duas partes pela coluna vertebral: uma pequena **fossa supra-espinhosa** superior e uma área inferior que forma a **fossa infra-espinhosa**.

Clavícula: Também chamada clavícula, situa-se horizontalmente à frente da raiz do pescoço e liga a omoplata ao esterno. Tem a forma de "S" ou concavoconvexa. Tem um **eixo** e duas extremidades denominadas **extremidade acrómio** (ligada ao processo acrómio da omoplata) e **extremidade esternal** (ligada à incisura clavicular do manúbrio do esterno). A extremidade acromial é plana e a extremidade esternal é quadrangular.

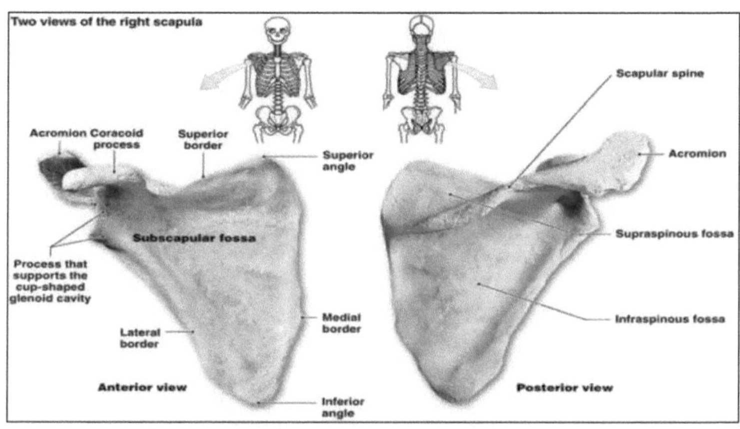

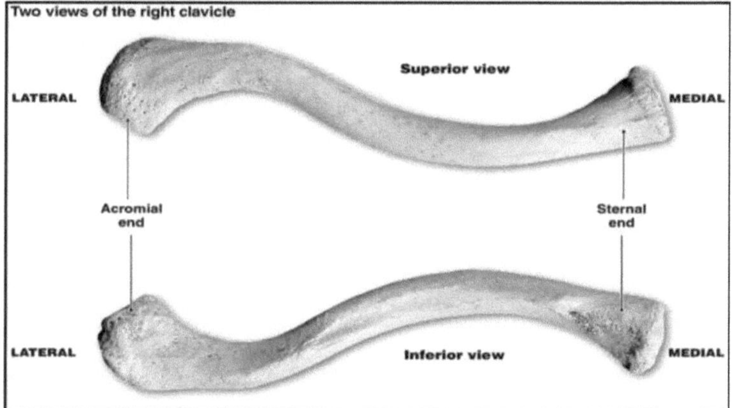

OSSOS DOS BRAÇOS

Cada braço é constituído pelos 30 ossos seguintes:

1 úmero, 1 rádio, 1 ulna, 8 ossos do carpo, 5 ossos do metacarpo, 5 dígitos (14 falanges).

Úmero: É o osso mais longo e mais forte da extremidade superior. Apresenta uma extremidade proximal, uma haste e uma extremidade distal. A extremidade proximal é constituída por **cabeça, colo, tubérculo maior e tubérculo menor**. A extremidade superior arredondada do úmero é designada por **cabeça** e está coberta por cartilagem hialina que se articula com a cavidade glenoide da cintura peitoral. O **colo** é a parte contraída junto à cabeça. Entre o colo e a cabeça existem duas projecções: o **tubérculo maior e o tubérculo menor**. A extremidade distal do osso apresenta duas superfícies articulares, o **capitulo** arredondado situado lateralmente e a **tróclea** retangular medialmente. Na face anterior do osso, existe uma fossa imediatamente acima das superfícies articulares (capitulo e tróclea), denominada **fossa radiofónica e fossa coranóide**, e a fossa profunda presente posteriormente é denominada **fossa olecraniana.**

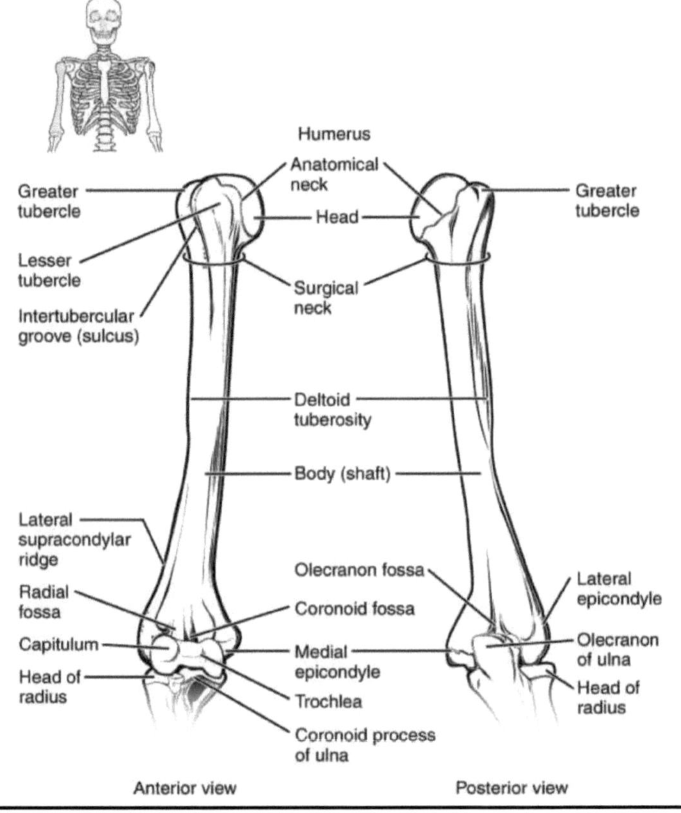

FIGURA: O Úmero

Ulna: É um osso do antebraço que se situa medialmente ao rádio. É mais comprido do que o rádio. Apresenta uma **extremidade proximal, um eixo e** uma **extremidade distal.**

A extremidade proximal assemelha-se a um gancho, constituído por dois processos denominados **processo olecraniano e processo coronoide**. Existem também duas zonas articulares designadas por incisura **troclear e incisura radial**. A cabeça do rádio articula-se com a incisura radial do úmero. A extremidade distal tem uma superfície lisa lateralmente para articulação com o rádio e um **processo estiloide** que permite a fixação aos ligamentos.

Raio: É o osso lateral do antebraço e tem uma extremidade **proximal, um eixo e uma extremidade distal**. A extremidade superior inclui a cabeça e o colo. A **cabeça** tem a forma de um disco e a sua superfície plana articula-se com o capitulo do úmero. **O colo** é a parte contraída abaixo da cabeça. A parte distal do osso é expandida. Articula-se com os ossos do carpo.

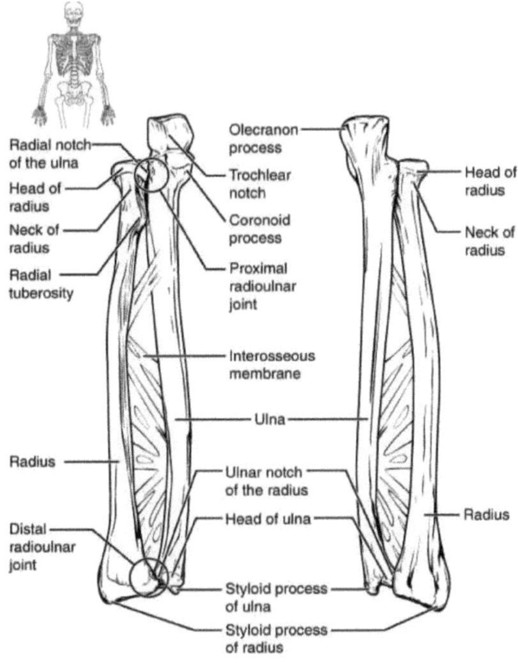

FIGURA: Ulna e Raio

Carpo, metacarpo e falanges: Cada pulso é composto por oito ossos carpais, dispostos em duas filas: **escafoide, semilunar, triquetrum e pisiforme na fila proximal e trapézio, trapézio, capitato e hamato na fila distal.** Os ossos metacarpianos são em número de cinco e formam a estrutura da palma da mão. Têm a extremidade proximal que se articula com os ossos do carpo, o eixo médio e a extremidade distal que se articula com as falanges. Existem catorze falanges dispostas de forma a que três em cada dedo e duas no polegar.

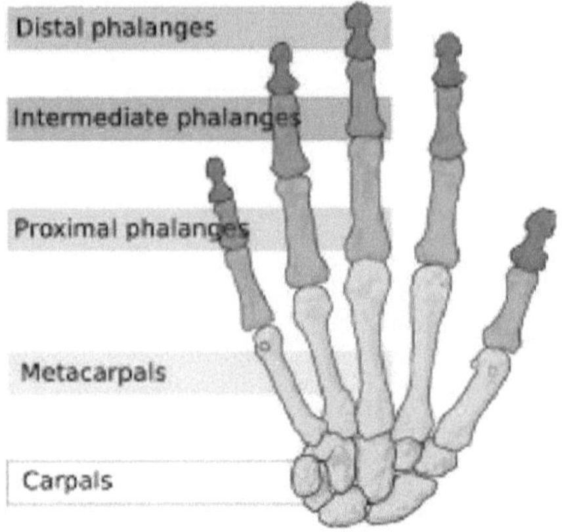

GIRDLE PÉLVICA

A bacia ou cintura pélvica é formada por dois ossos da anca (ossos inominados). Cada osso inominado é constituído por três ossos separados: **o ílio, o ísquio e o púbis**. Na sua superfície externa, tem uma depressão profunda chamada **acetábulo**, na qual a cabeça do fémur se articula, formando a articulação da anca. O acetábulo é formado pelo ílio, o ísquio e o púbis O ílio é uma placa achatada acima do acetábulo. A borda superior é designada por **crista ilíaca**.

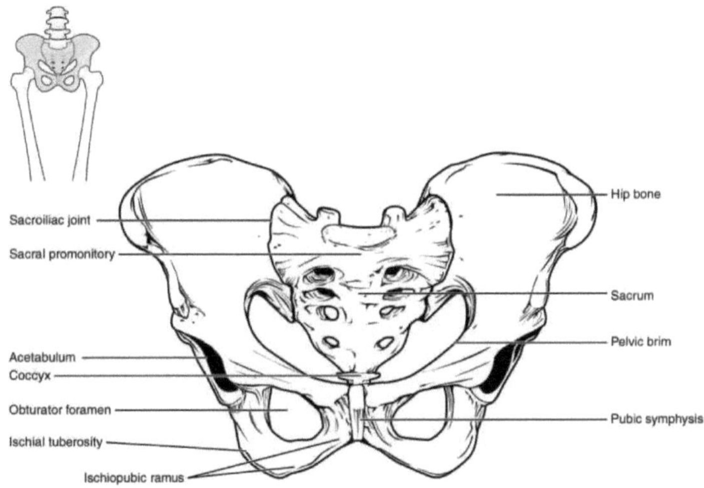

O ílio tem uma grande depressão, a **incisura ciática maior**. O ísquio é a parte abaixo e atrás do acetábulo. O púbis é a parte à frente e por baixo do acetábulo. O ísquio também tem uma pequena depressão, a **incisura ciática menor**. Está também presente o **obturador para o amém.**

OSSOS DAS PERNAS

Cada perna é constituída por 30 ossos: 1 fémur, 1 tíbia, 1 fíbula, 1 patela (rótula), 7 ossos do tarso, 5 ossos do metatarso, 5 dígitos (14 falanges). Fórmula das falanges: 2,3,3,3,3.

Fémur: O fémur é o osso mais longo e mais forte do corpo. A sua extremidade superior tem uma cabeça arredondada, um colo estreito e um trocânter maior e menor. A cabeça do fémur é lisa e tem uma fossa rugosa chamada fóvea e articula-se com o acetábulo da cintura pélvica. Existe um colo que se articula com a haste longa. O trocânter maior e o trocânter menor estão presentes na junção do colo e da haste. A extremidade inferior divide-se em dois côndilos - côndilos lateral e medial. Entre os côndilos existe uma depressão designada por fossa intercondilar.

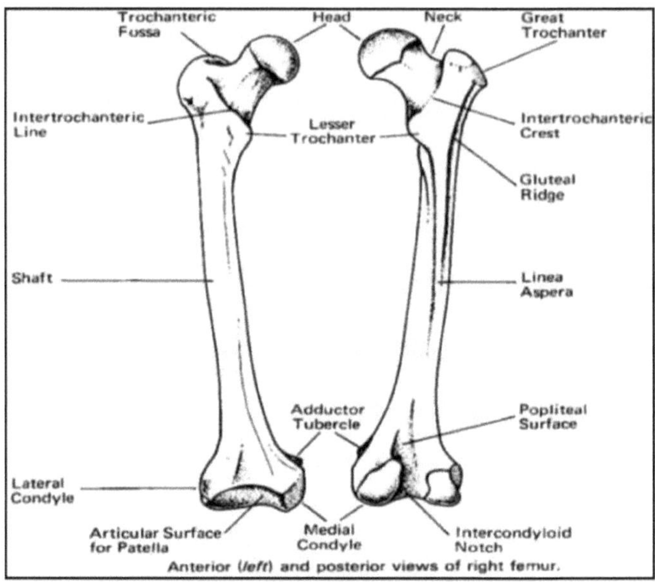

Tarsos, metatarsos e falanges: Cada tornozelo é composto por sete ossos do tarso, que são o calcâneo, o talo, o cuboide, o navicular e o primeiro, segundo e terceiro cuneiformes. Os metatarsos são em número de cinco. As falanges são em número de 14 e estão dispostas em três em cada um dos dedos dos pés e duas em cada dedo grande do pé.

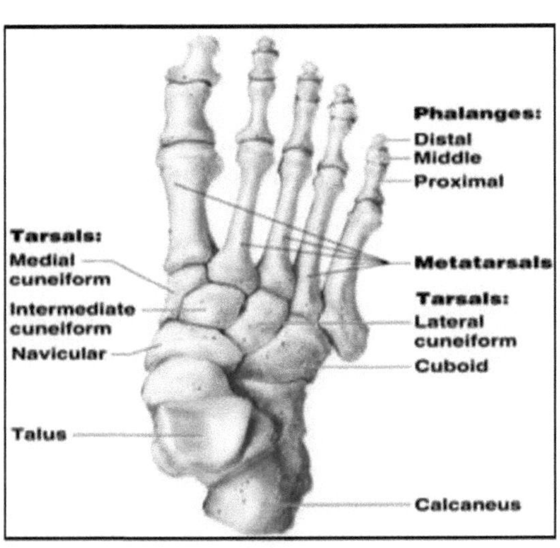

Phalanges:
Distal
Middle
Proximal
Tarsals:
Medial
cuneiform
Intermediate
cuneiform
Navicular
Talus
Metatarsals
Tarsals:
Lateral
cuneiform
Cuboid
Calcaneus

6. INTRODUÇÃO À HEMOCITOMETRIA

HEMOCITOMETRIA

É uma técnica utilizada para enumerar a contagem total de células no sangue ou noutros fluidos corporais biológicos. Esta contagem pode ser feita com um hemocitómetro ou com um contador eletrónico de células.

OBJECTIVO

Em certas condições patológicas, o valor dos diferentes tipos de células pode variar. Assim, ao contar as células do sangue ou dos fluidos corporais, pode saber se um indivíduo é normal ou não

Em termos gerais, a contagem de células é efectuada principalmente:

> Para determinar a contagem normal e anormal das células

> Para apoiar e confirmar o diagnóstico clínico do paciente

> Para conhecer a resposta do doente ao tratamento

PRINCÍPIO DA CONTAGEM DE CÉLULAS

O sangue foi diluído com um volume conhecido de fluido de diluição adequado e depois contado com um hemocitómetro.

HEMOCÍMETRO

> Trata-se de um instrumento utilizado para contar as células do sangue ou do líquido.

> É constituído por um instrumento especial denominado câmara de contagem, um vidro de cobertura, uma pipeta para diluir o sangue, um tubo de borracha com uma boquilha de plástico para extrair o sangue ou o líquido na pipeta

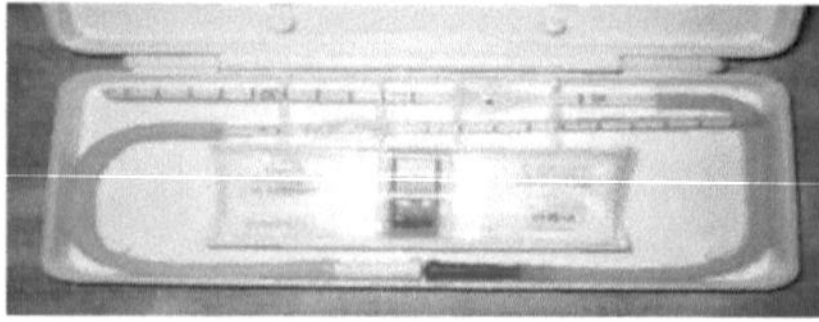

FIGURA:
O hemocitómetro é constituído por uma pipeta de glóbulos vermelhos e uma pipeta de glóbulos brancos.

1. Câmara de contagem: É uma lâmina de vidro espessa com duas áreas reguladas

idênticas, separadas por um espaço vazio e com duas cristas elevadas em ambos os lados. Qualquer uma das áreas reguladas é utilizada para a contagem das células. Existem diferentes tipos de câmaras de contagem, nomeadamente a antiga câmara de contagem de Neubauer, a câmara de contagem de Neubauer melhorada, a câmara de contagem de Burker e a câmara de contagem de Rosenthal de Fuch.

> CÂMARA DE CONTAGEM ANTIGA NEUBAUER: Nesta, a plataforma central é colocada 0,1 mm abaixo do nível dos dois lados, o que dá à câmara uma profundidade de 0,1 mm. A régua cobre uma área de 9 mm2 dividida em 9 quadrados de 1 mm2 cada. Os quatro quadrados dos cantos estão subdivididos em 16 quadrados, cada um com uma área de 1/16 de milímetro quadrado. A área central pautada de 1 milímetro quadrado está dividida em 16 quadrados grandes por um conjunto de linhas triplas. Estes quadrados grandes são ainda subdivididos em 16 quadrados pequenos por linhas simples.

> CÂMARA DE CONTAGEM DE NEUBAUER MELHORADA: Aqui, o quadrado de contagem tem uma área de 9 mm2 (3 mm × 3 mm). Os quatro quadrados de canto com uma área de 1 mm2 cada (1 mm × 1 mm) são utilizados para a contagem de glóbulos brancos. Neste caso, as linhas triplas que dividem o grande quadrado central estão muito próximas umas das outras. A área central regulamentada é dividida em 25 quadrados grandes. Estes quadrados são subdivididos para formar 16 quadrados mais pequenos, cada um com uma área de 1/400 de 1 mm2 . Os quatro cantos e um subquadrado central são utilizados para a contagem de glóbulos vermelhos. A profundidade da câmara de Neubauer melhorada é a mesma, ou seja, 0,1 mm.

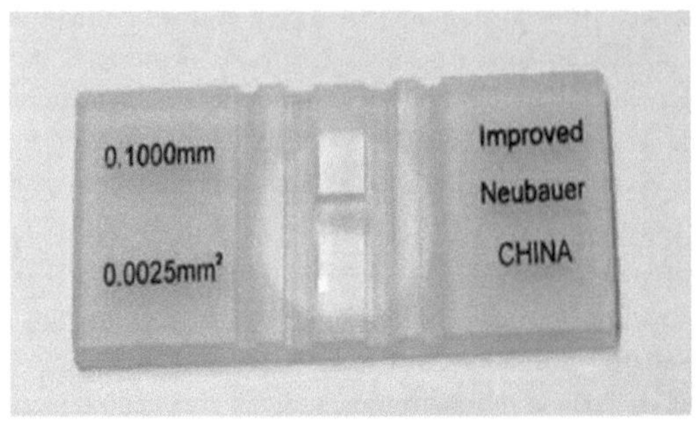

neubauer chamber

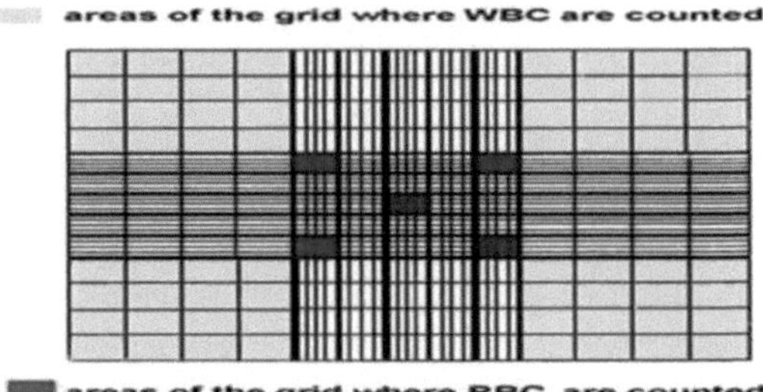

FIGURA: Representação da área de contagem de células da câmara de Neubauer

Câmara de Neubauer antiga V/S melhorada

> O espaço ocupado pelas linhas triplas na antiga câmara de Neubauer está a ser utilizado para produzir quadrados extragrandes.

> Na antiga câmara de Neubauer, a distância entre as linhas triplas era muito grande e o espaço retangular entre elas era tão semelhante aos quadrados em que as células devem ser contadas. Este facto torna a contagem muito difícil e a probabilidade de erro é muito elevada.

> Na antiga câmara de Neubauer, as linhas eram muito baças e, por vezes, era muito difícil reconhecê-las

> Mas, na câmara de Neubauer melhorada, todas estas falhas são eliminadas.

> Ao dividir o quadrado central em 25 quadrados, a contagem de hemácias e de platelmintos tornou-se fácil de efetuar.

_2._ _Vidro de cobertura:_ É utilizado _um_ vidro de cobertura especial que tem uma superfície muito lisa e achatada e uma espessura uniforme. As diferentes espessuras são: 0,3 mm, 0,4 mm (mais comum), 0,5 mm. São comuns dois tamanhos: 16 × 22 mm quadrados e 22 × 23 mm quadrados.

3. *Pipeta de diluição:* É uma pipeta tubular de vidro com um dispositivo de sucção de borracha. A parte tubular da pipeta está graduada de 0 a 1 com a divisão de 0,1 unidades. A parte do bolbo pode acomodar 100 unidades de volume graduadas de 1 a 101 em ambos os lados do bolbo. O bolbo serve de câmara de diluição e mistura para o sangue. O grânulo vermelho que contém ajuda a misturar e a identificar a pipeta de glóbulos vermelhos da pipeta de glóbulos brancos.

7. CONTAGEM DE GLÓBULOS BRANCOS (WBC)

Antecedentes:

A contagem de glóbulos brancos é a contagem de corpúsculos brancos ou leucócitos.

Os glóbulos brancos (WBCS) ou leucócitos são ameboides ativamente nucleados, não contêm hemoglobina e são originários exclusivamente de tecidos extravasculares. São compostos por nucleoproteínas e várias enzimas. O seu número é menor e o seu tempo de vida é curto em comparação com os glóbulos vermelhos. Os leucócitos existem em duas formas: granulócitos e agranulócitos. Os granulócitos são ainda classificados como eosinófilos, basófilos e neutrófilos, enquanto os agranulócitos apresentam linfócitos e monócitos. Estas variedades possuem propriedades morfológicas, funcionais e de coloração independentes. A principal função dos glóbulos brancos é a fagocitose, que é o mecanismo de defesa do corpo contra partículas estranhas e bactérias invasoras. Estão também envolvidos na formação de anticorpos durante os mecanismos imunológicos de defesa do corpo. Também participa no processo de reparação numa área de inflamação.

O princípio básico é que o sangue é diluído com uma solução ácida, que remove os glóbulos vermelhos por hemólise e acentua os núcleos dos glóbulos brancos; assim, a contagem dos glóbulos brancos torna-se fácil.

A contagem das células sanguíneas pode ser efectuada com o **hemacitómetro.**

Significado: A contagem de glóbulos brancos é o número de glóbulos brancos presentes num milímetro cúbico de sangue. A contagem normal de glóbulos brancos varia entre 5000 e 10.000 por milímetro cúbico ou 7-11 mil células/µl de volume de sangue em indivíduos saudáveis. Em estados de doença, observa-se uma variação dos valores normais. A contagem de leucócitos aumenta (leucocitose) em doenças como pneumonia, leucemia, meningite e varíola, e diminui (leucopenia) em doenças como gripe, febre tifoide e hepatite infecciosa. Além disso, a contagem aumenta na gravidez e durante a menstruação. Assim, a contagem de glóbulos brancos é útil no diagnóstico.

O objetivo da experiência é estimar a contagem de glóbulos brancos de uma amostra de sangue.

Câmara de Neubaur, pipeta de leucócitos, lamela, líquido de diluição de leucócitos, agulha, álcool, algodão.

PROCEDIMENTO:

1. Esterilize a ponta do dedo com um tampão de algodão embebido em álcool a 70% e deixe-o secar.

2. Faça uma punção ousada para obter um fluxo livre de sangue e recolha o sangue numa pipeta de leucócitos até à marca de 0,5.

3. Mergulhe a pipeta de leucócitos no fluido de diluição de leucócitos até à marca 11 e rode a pipeta igualmente nas suas mãos para misturar bem a solução por agitação.

4. Pegue no hemocitómetro e coloque-o sobre a superfície plana da bancada de trabalho. Coloque a lamela sobre a câmara de contagem.

5. Permita que uma pequena gota de sangue diluído, pendurada na pipeta, entre na câmara de contagem por ação capilar. Certifique-se de que não há bolhas de ar e que o enchimento não ultrapassa a área regulamentada.

6. Deixe a câmara de contagem na bancada durante 3 minutos para permitir que as células assentem. Observe as células colocando a câmara de contagem na platina mecânica do microscópio.

Concentre-se num dos quadrados dos cantos da câmara de contagem e conte os glóbulos brancos esquematicamente, começando no quadrado superior esquerdo de cada quadrado. Repita a contagem em todos os quatro cantos da câmara. Aplique as regras das margens, ou seja, conte as células que se encontram em duas margens adjacentes e rejeite as que se encontram nas outras duas margens.

ANÁLISE DE DADOS:

Onde:

No. of cells X Dilution factor X Depth factor

Area count

Fator de diluição = 20, fator de profundidade = 10, contagem de áreas = 4

8. CONTAGEM TOTAL DE GLÓBULOS VERMELHOS (RBC)

Antecedentes:

A contagem de glóbulos vermelhos é uma contagem de glóbulos vermelhos ou qualquer contagem de eritrócitos.

Os glóbulos vermelhos ou eritrócitos são células circulares, bicôncavas, não nucleadas, que contêm hemoglobina e estão embebidas no plasma sanguíneo. Após o nascimento, a medula óssea é o principal local de formação dos glóbulos vermelhos. Estes actuam como transportadores de oxigénio e dióxido de carbono. Os glóbulos vermelhos também mantêm o equilíbrio iónico do sistema fisiológico humano e a viscosidade do sangue. Vários pigmentos, como a bilirrubina e a biliverdina, são derivados das hemácias após a sua degradação.

O princípio básico é que a amostra de sangue é diluída (normalmente 200 vezes) com um líquido diluidor de glóbulos vermelhos que não remove os glóbulos brancos, mas permite que os glóbulos vermelhos sejam contados sob ampliação num volume conhecido de líquido. Finalmente, o número de células no sangue não diluído é calculado e comunicado como o número de glóbulos vermelhos/µl de sangue total.

A contagem das células sanguíneas pode ser efectuada com o **hemacitómetro.**

Significado: A contagem de glóbulos vermelhos é o número de glóbulos vermelhos presentes num milímetro cúbico de sangue. Os valores normais da contagem de glóbulos vermelhos são:

Mulher : 4-5,5 milhões por milímetro cúbico

Homens : 4,5-6,0 milhões por milímetro cúbico

Bebés : 5- 6,5 milhões por milímetro cúbico

Observam-se variações nos valores normais na gravidez, queimaduras graves, doenças e também depende da altitude. Na anemia e na leucemia, a contagem de glóbulos vermelhos desce abaixo dos valores normais e sobe acima dos valores normais na policitemia e na desidratação. Por conseguinte, a contagem de glóbulos vermelhos é útil para o diagnóstico.

O objetivo da experiência é estimar a contagem de glóbulos vermelhos de uma amostra de sangue.

REQUISITOS:

Câmara de Neubaur, pipeta de hemácias, lamela, líquido de diluição de hemácias, agulha, álcool, algodão.

PROCEDIMENTO:

1. Esterilize a ponta do dedo com um tampão de algodão embebido em álcool e deixe-o secar.

2. Faça uma picada ousada com a agulha para obter um fluxo livre de sangue e recolha o sangue numa pipeta de hemácias até à marca de 0,5.

3. Mergulhe a pipeta RBC no líquido diluidor de glóbulos vermelhos e aspire o líquido diluidor até 101 marcas.

4. Rode a pipeta igualmente nas suas mãos para misturar bem a solução, agitando-a.

5. Pegue no hemocitómetro e coloque-o sobre a superfície plana da bancada de trabalho. Coloque a lamela sobre a câmara de contagem.

6. Deixar que uma pequena gota de sangue diluído, pendurada na pipeta, penetre na câmara de contagem por ação capilar. Certifique-se de que não existem bolhas de ar e que a câmara de contagem não deve estar cheia de água.

7. Deixe a câmara de contagem na bancada durante 3 minutos para permitir que as células assentem. Observe as células colocando a câmara de contagem na platina mecânica do microscópio.

8. Concentre-se na sala central da câmara e comece a contar as células a partir do canto superior esquerdo da sala. É aconselhável que complete todas as contagens dos quatro quadrados e depois passe para o quadrado central, que é o quinto quadrado a ser contado.

ANÁLISE DE DADOS:

$$\frac{\text{No. of cells } \mathbf{X} \text{ Dilution factor } \mathbf{X} \text{ Depth factor } \mathbf{X} \text{ Total ruled area}}{\text{Area count}}$$

Onde;

Fator de diluição = 200; Fator de profundidade = 10; Área total regulamentada = 25; Contagem de áreas = 5

RESULTADO: O número de glóbulos vermelhos presentes num μl de amostra de sangue é

____

9. DETERMINAÇÃO DO TEMPO DE HEMORRAGIA

DEFINIÇÃO:

O tempo de hemorragia é o tempo necessário para que um pequeno corte deixe de sangrar. Quando um vaso sanguíneo é lesionado, o sangue sai durante algum tempo e depois pára devido à formação de um tampão de plaquetas. A duração da hemorragia é o tempo de hemorragia. O valor normal do tempo de hemorragia é de 1-3 minutos.

Importância: O tempo de hemorragia é utilizado principalmente no diagnóstico e tratamento de doenças hemorrágicas. O tempo de hemorragia também é útil imediatamente antes de operações como a amigdalectomia. Nestes casos, pode indicar um processo hemorrágico anormal. Assim, o médico pode tomar as devidas precauções.

O tempo de sangria pode ser efectuado pelos seguintes métodos: Método de Duke, Método de Ivy, Método de Macfarlane.
O objetivo da experiência é determinar o tempo de sangramento do sujeito.

REQUISITOS:
Espírito, algodão, agulha, pedaço de papel de filtro ou de inchaço, cronómetro.

PROCEDIMENTO:
Método de Duke para o tempo de sangria:

1) A ponta do dedo do sujeito é esterilizada com álcool e é feita uma picada ousada com uma agulha esterilizada para que o sangue flua livremente.
2) O cronómetro é iniciado e o tempo é registado.
3) Dobra-se um pedaço de papel absorvente ao meio e, exatamente a cada 15 segundos, limpa-se o sangue que sai da punção.
4) O passo anterior é repetido até o sangue deixar de circular.
5) Regista-se o momento em que o sangue deixou de circular.
6) O tempo de sangria é determinado a partir dos dados de tempo registados.

RELATÓRIO:

O tempo de hemorragia do sujeito é de _______________ minutos.

10. DETERMINAÇÃO DO TEMPO DE COAGULAÇÃO

Antecedentes

Sempre que um grande vaso sanguíneo se rompe, a hemorragia continua. Em poucos minutos, o sangue perde a sua fluidez e forma uma massa semi-sólida. Esta massa é designada por coágulo e o fenómeno por coagulação.

O tempo de coagulação é definido como o intervalo de tempo entre o início da hemorragia e o aparecimento de uma massa semi-sólida, ou seja, um coágulo. O valor normal do tempo de coagulação é de 3-4 minutos. O tempo de coagulação é determinado utilizando dois métodos: o método do vidro capilar e o agulómetro de Wrights Co-.
O objetivo da experiência é determinar o tempo de coagulação do sujeito.

REQUISITOS:

Espírito, algodão, agulha, tubo capilar, cronómetro.

PROCEDIMENTO:

Método do vidro capilar:

1. A ponta do dedo do indivíduo é esterilizada e é feita uma picada ousada na ponta do dedo com uma agulha esterilizada para obter um fluxo livre de sangue.
2. O sangue que sai da punção é aspirado para um tubo capilar de vidro com 15 cm de comprimento.
3. Em seguida, o tubo é mantido na horizontal durante cerca de 1-2 minutos.
4. De 30 em 30 segundos, parte-se uma pequena porção do tubo de vidro até que apareça um fio fino de sangue coagulado enquanto o tubo capilar é quebrado.
5. Quando o fio aparece, o cronómetro é parado. Isto deu-nos o tempo de coagulação. O período entre o aparecimento do sangue no dedo e a formação do coágulo foi considerado como tempo de coagulação.

RELATÓRIO:

O tempo de coagulação do sujeito foi de _______________ minutos.

11. ESTIMATIVA DO TEOR DE HEMOGLOBINA

Antecedentes

A hemoglobina é uma proteína do sangue, abreviada como Hb. A hemoglobina é composta por heme e globina. O heme é um pigmento que contém ferro, que constitui 4% da molécula de hemoglobina, enquanto a globina é uma proteína incolor que constitui aproximadamente 96% do total das moléculas de hemoglobina. A hemoglobina transporta oxigénio dos pulmões para os tecidos e ajuda no transporte de dióxido de carbono dos tecidos para os pulmões.

Princípio: É conhecido como método da hematina ácida. É também conhecido como método de Sahli-Hellige. Trata-se de um tipo de método visual (método colorimétrico) utilizado para a determinação da hemoglobina. Neste método, o sangue é misturado com uma solução ácida forte. A hemoglobina decompõe-se e é convertida num ácido de cor castanha, a hematina. Esta é então diluída com água até que a cor castanha coincida com a do padrão de vidro castanho. O valor da hemoglobina é lido diretamente na escala

O aparelho utilizado para a estimativa do teor de hemoglobina é designado por hemoglobinómetro de Sahli-Hellige. Trata-se de um armário com um tubo de vidro graduado situado no centro. Disposição: Comparação da cor da solução de um tubo de vidro graduado com a de tiras coloridas padrão situadas visualmente. O tubo de vidro foi graduado em mililitros e em gramas de hemoglobina por 100 ml de sangue. A pipeta de hemoglobina era uma pipeta de tubo de vidro com um conjunto de sucção de borracha. A parte tubular da pipeta estava graduada em micromililitros.

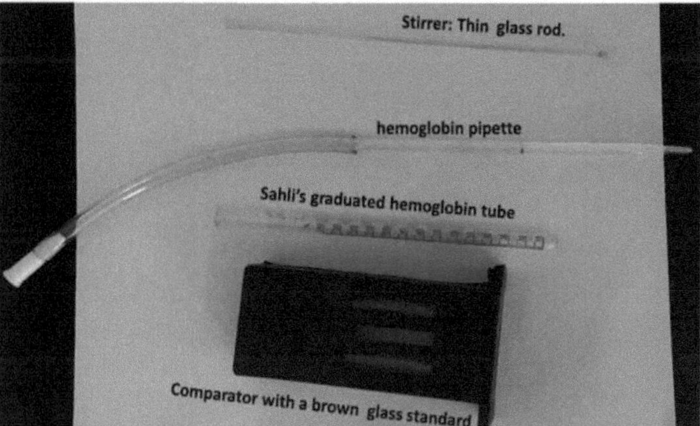

Figura: Componentes de um hemoglobinómetro Sahli-Hellige

O objetivo da experiência era medir a quantidade de hemoglobina numa determinada amostra de sangue.

APARELHO NECESSÁRIO:

Aguardente, algodão, agulha, hemoglobinómetro de Sahli-Hellige, 0,1NHCl, água destilada

PROCEDIMENTO:

1. O tubo graduado é enchido com HCl 0,1N até ao ponto mais baixo.
2. O dedo é esterilizado com álcool a 70% e é efectuada uma picada ousada com a ajuda de uma agulha de tamanho 23.
3. O sangue é aspirado para a pipeta.
4. O sangue foi recolhido até um máximo de 20µl e, em seguida, o sangue foi misturado com o ácido num tubo graduado.
5. O sangue e a mistura ácida são misturados corretamente com o agitador fornecido e mantidos sem perturbação durante 2-5 minutos.
6. Em seguida, adiciona-se água destilada, gota a gota, para diluir a quantidade no tubo graduado.
7. A diluição foi continuada até que a cor da solução fosse a mesma que a do comparador.
8. Quando a cor coincidiu, o tubo graduado foi retirado do suporte e a quantidade de solução no tubo foi registada. Isto dá-nos a quantidade de hemoglobina presente no sangue.

RESULTADO:

A quantidade de hemoglobina presente na amostra foi de ______________

INFERÊNCIA:

O nível de hemoglobina foi encontrado em __________________range

12. DETERMINAÇÃO DO GRUPO SANGUÍNEO

Sistema de grupos sanguíneos ABO, classificação do sangue humano baseada nas propriedades hereditárias dos glóbulos vermelhos (eritrócitos), determinadas pela presença ou ausência dos antigénios A e B, que se encontram na superfície dos glóbulos vermelhos. Assim, as pessoas podem ter sangue do tipo A, do tipo B, do tipo O ou do tipo AB. Os grupos sanguíneos A, B e O foram identificados pela primeira vez pelo imunologista austríaco Karl Landsteiner em 1901. *Ver* grupo sanguíneo.

O sangue que contém glóbulos vermelhos com antigénio do tipo A na sua superfície tem no seu soro (líquido) anticorpos contra os glóbulos vermelhos do tipo B. Se, numa transfusão, for injetado sangue do tipo B em pessoas com sangue do tipo A, os glóbulos vermelhos do sangue injetado serão destruídos pelos anticorpos do sangue do recetor. Da mesma forma, os glóbulos vermelhos do tipo A serão destruídos pelos anticorpos anti-A presentes no sangue do tipo B. O sangue de tipo O pode ser injetado em pessoas com sangue de tipo A, B ou O, a não ser que haja incompatibilidade relativamente a outro sistema de grupo sanguíneo também presente. As pessoas com sangue de tipo AB podem receber sangue de tipo A, B ou O.

Os grupos ABO e Rh na transfusão

System	Recipient Type	Donor Red Cell Type	Donor Plasma Type
ABO	A	A* or O	A or AB
ABO	B	B or O	B or AB
ABO	O	O only	O, A, B, or AB
ABO	AB	AB*, A*, B, or O	AB
Rh	positive	positive or negative	positive or negative
Rh	negative	negative or positive**, ***	negative or positive**

*Not if the patient's serum contains anti-A1 (antibody to common type A red cell in subgroup A patients).
**Not if the patient is a female less than 45 years old (childbearing possible), unless life-threatening hemorrhage is present and transfusion of Rh-positive blood is lifesaving.
***Not if the patient's serum contains anti-D (antibody to positive red cells), except under unusual medical circumstances.

O grupo sanguíneo O é o tipo de sangue mais comum em todo o mundo, particularmente entre os povos da América do Sul e Central. O tipo B é predominante na Ásia, especialmente no norte da Índia. O tipo A também é comum em todo o mundo; a frequência mais elevada encontra-se entre os índios Blackfoot de Montana e no povo Sami do norte da Escandinávia.

Os antigénios ABO desenvolvem-se muito antes do nascimento e mantêm-se ao longo da vida. As crianças adquirem anticorpos ABO passivamente da mãe antes do nascimento, mas por volta dos três meses de idade os bebés já produzem os seus próprios anticorpos; acredita-se que o estímulo para a formação de tais anticorpos provém do contacto com substâncias antigénicas semelhantes a ABO na natureza. A incompatibilidade ABO, em que os antigénios da mãe e do feto são suficientemente diferentes para causar uma reação imunitária, ocorre num pequeno número de gravidezes. Raramente, a incompatibilidade ABO pode dar origem a eritroblastose fetal (doença hemolítica do recém-nascido), um tipo de anemia em que os glóbulos vermelhos do feto são destruídos pelo sistema imunitário materno. Esta situação ocorre mais frequentemente quando uma mãe é do tipo O e o seu feto é do tipo A ou do tipo B.

13. DETERMINAÇÃO DA VELOCIDADE DE SEDIMENTAÇÃO DOS ERITRÓCITOS

Antecedentes:

A VSG é a velocidade a que os eritrócitos sedimentam com o seu próprio peso quando o sangue anticoagulado é mantido numa coluna vertical, sendo expressa como a queda de hemácias em mm no final da primeira hora (ponto de partida quando o tubo ou pipeta foi enchido com sangue).

A VSG é medida em termos de milímetros por hora. Os valores da velocidade de sedimentação variam consoante o método utilizado para a sua determinação, porque dependem do comprimento e do diâmetro do tubo, que são variáveis consoante o método.

Valores normais de acordo com o método de Westergren:

- Machos - 0 a 5 mm no final de 1st hora.
- Fêmeas - 0 a 7 mm no final de 1st hora

A ESR é estimada por três métodos diferentes:

1. Método de Westergren
2. Método de Wintrobe
3. Método de Cutler

O método de Westergren é um dos métodos mais adequados para fins laboratoriais. Este método é melhor do que o de Wintrobe porque a leitura obtida é ampliada à medida que a coluna se alonga.

Significado:_A VHS é útil no diagnóstico de muitas doenças, embora não seja específica para nenhuma doença em particular. O aumento da velocidade de sedimentação é observado em condições como febre reumática e artrite, pneumonia, nefrite, cancro, sífilis, anemia, menstruação, tuberculose e leucemia.

O objetivo da experiência é estimar a velocidade de sedimentação dos eritrócitos de uma determinada amostra de sangue com a ajuda do método de Westergren.

APARELHO NECESSÁRIO:

Espírito, algodão, seringa, pipeta ESR de Westergren

MÉTODO:

Método de Westergren

1) A pipeta de Westergren (aberta em ambas as extremidades) tem cerca de 30

cm de comprimento e um diâmetro de orifício de cerca de 2,5 mm.

2) Os 20 cm inferiores estão marcados de 0 (em cima) a 200 (em baixo).
3) O anticoagulante utilizado é uma solução de citrato trissódico a 3,8%. Adiciona-se uma parte de anticoagulante a quatro partes de sangue.
4) A pipeta aceita cerca de 1 ml de sangue. Encha a pipeta sugando até à marca 0 e fixe-a verticalmente no suporte de Westergren.
5) Leia o nível superior de glóbulos vermelhos exatamente após 1 hora.

RELATÓRIO: OESR dogi

A sua amostra de sangue era _______________________

14. DETERMINAÇÃO DA FREQUÊNCIA CARDÍACA E DA FREQUÊNCIA DE PULSO

Antecedentes:

A frequência cardíaca pode ser definida como o número de batimentos cardíacos por unidade de tempo, geralmente por minuto. Durante a sístole ventricular, o tamanho do coração é reduzido. Nesta altura, o ápice do coração fica tenso e bate contra a válvula torácica. Este momento é designado por batimento cardíaco.
É medido com um estetoscópio.

Valores normais:
- Homem adulto: 72 por minuto. Nas mulheres adultas é ligeiramente superior ao dos homens.
- Crianças: 140 por minuto

Importância: O exame da frequência do pulso é de grande importância clínica, uma vez que o estado do coração pode ser descoberto através do exame da frequência cardíaca.

O objetivo da experiência é registar a frequência cardíaca de um determinado sujeito.

REQUISITOS: Estetoscópio e cronómetro.

PROCEDIMENTO:

1) Deixe o sujeito sentar-se ou deitar-se num ambiente calmo.
2) Coloque a peça peitoral do estetoscópio contra a parede torácica do indivíduo.
3) Registe o batimento cardíaco durante 1 minuto.

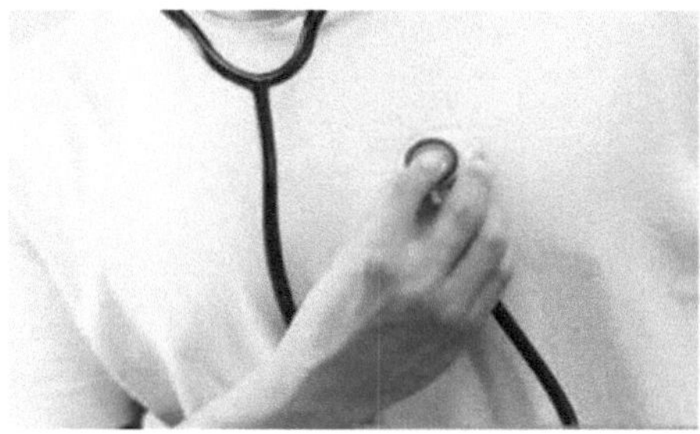

FIGURA: Como registar a frequência cardíaca com um estetoscópio

RELATÓRIO:

A frequência cardíaca de um determinado sujeito foi encontrada em

____

15. REGISTO DA TENSÃO ARTERIAL

Antecedentes:

A pressão sanguínea é a pressão lateral exercida pelo sangue nas paredes dos vasos durante a sua passagem.

A pressão mínima durante a sístole é designada por pressão sistólica, enquanto a pressão mínima durante a diástole é designada por pressão diastólica. Num adulto, a gama normal de pressão é:

> Pressão sistólica: 120 mm Hg
> Pressão diastólica: 80 mm Hg

A tensão arterial fisiológica varia consoante a idade, o sexo, a constituição, o exercício, a postura, o sono, as emoções, etc.

Registo da tensão arterial: Existem três métodos de registo da tensão arterial: **i) Método oscilatório; ii) Método palpatório; iii) Método auscultatório.**

O método laboratorial mais comum e conveniente é o método auscultatório. Trata-se de um método indireto. No método indireto, mede-se normalmente a pressão da artéria braquial. O instrumento com o qual se mede a pressão é conhecido como esfigmomanómetro.

Esfigmomanómetro.

O esfigmomanómetro é constituído essencialmente pelos seguintes elementos

> **Um saco de borracha** de dimensões normais para adultos (pelo menos 12 a 13 cm de largura para a medição da tensão arterial braquial) rodeado por uma braçadeira de tecido. A braçadeira e o saco são enrolados de forma confortável e suave à volta do braço, de modo a que o seu bordo inferior fique imediatamente acima da fossa antecubital. À medida que a pressão é acumulada na braçadeira, a pressão nos tecidos moles do membro por baixo da parte central da braçadeira será igual à pressão na braçadeira em todo o membro se, e só se, a largura da bexiga exceder 1,2 vezes o diâmetro do membro.

> **Um bolbo de insuflação:** Uma válvula de controlo da pressão para controlar a velocidade de enchimento e esvaziamento do saco.

> **Um manómetro aneroide ou um manómetro de mercúrio** que permite medir a pressão no saco.

A. Aplicação da braçadeira do esfigmomanómetro

Sente-se confortavelmente com o cotovelo ligeiramente fletido e apoie todo o antebraço ao nível do coração sobre uma mesa. Deve dar-se tempo ao doente para recuperar de qualquer exercício ou ansiedade recentes. Aplique a braçadeira no braço acima do cotovelo, tendo o cuidado de colocar a parte insuflável nos bordos medial e anterior e mantendo a tira de tecido plana. Isto serve para fornecer uma pressão externa firme e uniforme para o saco quando este está insuflado. O bordo inferior deve ficar cerca de 2,5 cm acima do espaço antecubital.

B. Posição e método de aplicação do estetoscópio. O estetoscópio deve ser colocado sobre a artéria braquial previamente palpada no espaço antecubital, sem entrar em contacto com a braçadeira.

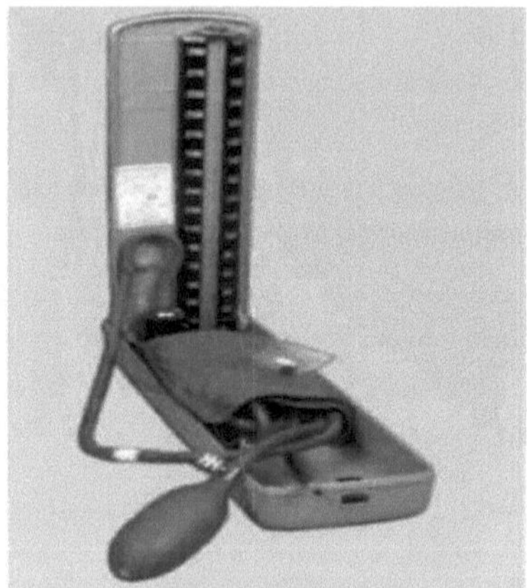

Esfigmomanómetro

Importância: É muito importante registar a pressão arterial, uma vez que tanto a pressão sistólica como a diastólica informam sobre o estado de funcionamento do coração.

A **pressão sistólica** sofre flutuações consideráveis. A excitação, o exercício, as refeições, etc. aumentam a pressão, enquanto o sono e o repouso diminuem a pressão sistólica. A pressão sistólica informa sobre o grau de trabalho efectuado pelo coração, a força com que o coração está a trabalhar e o grau de pressão que as paredes arteriais têm de suportar.

A **pressão diastólica** sofre muito menos flutuações. O aumento da pressão diastólica indica que o coração está a aproximar-se da pressão. É muito importante porque é a medida da resistência periférica. Indica a carga constante contra a qual o coração tem de trabalhar.

O objetivo da experiência é registar a tensão arterial de um paciente utilizando um esfigmomanómetro.

PROCEDIMENTO:

Método Auscultatório

Enrole a braçadeira do esfigmomanómetro à volta do braço nu, acima do espaço antecubital, conforme indicado. Coloque a campânula do estetoscópio no espaço antecubital, por baixo da braçadeira e sobre a artéria braquial. Não deve ouvir qualquer som. Insuflar a braçadeira até atingir uma pressão cerca de 30 mm acima da pressão sistólica palpatória que acabou de ser determinada. A braçadeira deve então ser desinsuflada a uma velocidade de 2-3 mm por segundo. O nível em que o primeiro som aparece regularmente é considerado como a leitura auscultatória da pressão arterial sistólica. Deve ter em atenção que estes sons não são sons cardíacos. No total, existem quatro fases diferentes e os sons associados a estas fases são designados por sons de Korotkow. São os seguintes:

1. Fase I: O aparecimento súbito de um som de batida claro, que se torna mais alto durante os primeiros 10 mm de queda de pressão. A sua primeira aparição indica a **pressão sistólica.**

2. Fase II: O som torna-se mais suave, adquirindo um carácter murmurado, durante os 15 mm seguintes de queda de pressão.

3. Fase III: O som do sopro é novamente substituído por um som mais alto durante a queda de pressão de 15 mm seguinte.

4. Fase IV: O som forte torna-se subitamente mais suave e abafado. Isto indica uma **pressão diastólica.**

5. Fase V: Quando a pressão do saco é ainda mais reduzida, todos os sons desaparecem.

RELATÓRIO: A tensão arterial do indivíduo é de _______ mm Hg.

Referências:

1. Essentials of medical physiology (Fundamentos de fisiologia médica) por Sembulingam e P. Sembulingam. Jaypee brothers, Medical Publishers, Nova Deli.

2. Anatomia e Fisiologia na Saúde e na Doença por Kathleen Wilson, Churchill Livingstone, Nova Iorque

3. Physiological basis of medical practice: best and tailor. Williams & Wilkins Co,Riverview,MI USA

4. Livro de texto de Fisiologia Médica - Arthur C. Guyton e John E. Hall. Miamisburg, OH, U.S.A.

5. Princípios de anatomia e fisiologia propostos por Tortora Grabowski. Palmetto, GA, U.S.A.

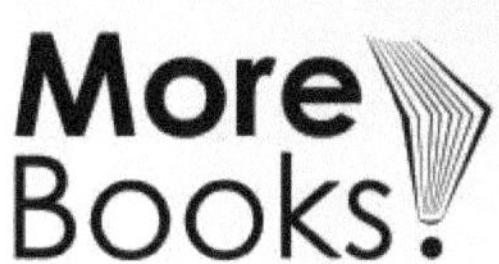

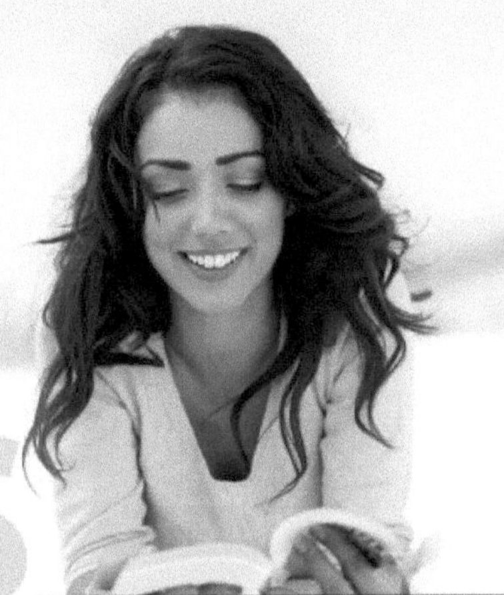

I want morebooks!

Buy your books fast and straightforward online - at one of world's fastest growing online book stores! Environmentally sound due to Print-on-Demand technologies.

Buy your books online at
www.morebooks.shop

Compre os seus livros mais rápido e diretamente na internet, em uma das livrarias on-line com o maior crescimento no mundo! Produção que protege o meio ambiente através das tecnologias de impressão sob demanda.

Compre os seus livros on-line em
www.morebooks.shop

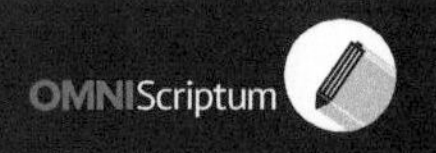

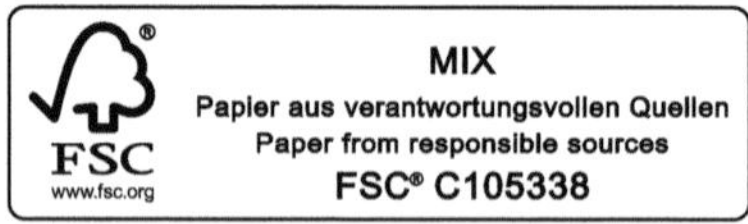

Printed by Books on Demand GmbH, Norderstedt / Germany